# GESUNDGEVÖGELT

SUSANNE WENDEL

# Impressum

Bibliografische Information der Deutschen Bibliothek
Die Deutsche Bibliothek verzeichnet diese Publikation
in der Deutschen Nationalbibliografie; detaillierte bibliografische Daten sind im
Internet unter http://dnb.ddb.de abrufbar.

© 2012 Susanne Wendel, erschienen im Attoverlag Hans Gerlach e.K.,
Attostrasse 20, 94348 Atting, *www.attoverlag.de*
Alle Rechte vorbehalten.

Umschlaggestaltung und Coverillustration: Münsmedia, *www.münsmedia.de*
Satz, Layout & Illustrationen Innenteil: Katja Muggli, *www.katjamuggli.de*
Buchcoach (Projektmanagement, Textbegleitung, Redaktion): Isabella Kortz,
*www.isabella-kortz.de*
Korrektur: Birgit Walter
Druck: Boschdruck, Landshut
Printed in Germany

ISBN: 978-3-942590-04-4

## Hinweis für alle Leser

Dieses Buch wendet sich an mündige gesunde Erwachsene und geschlechts-
reife Jugendliche. Leider eröffnen sich im Bereich der Sexualität nicht nur die
höchsten Gipfelerlebnisse, sondern auch die tiefsten menschlichen Abgründe.
Es geht in diesem Buch darum, die eigene Sexualität tiefer kennenzulernen und
zu erforschen und Dinge auszuprobieren, die man sich bisher nicht getraut hat.
Die Autorin distanziert sich ausdrücklich von allen Praktiken, die nicht zwischen
erwachsenen Menschen und im gegenseitigen Einvernehmen stattfinden.
Denn das sind die Grundvoraussetzungen für eine erfüllende Sexualität.
Das »GESUNDVÖGELN« gilt natürlich für *alle* Beteiligten!

# Vorwort

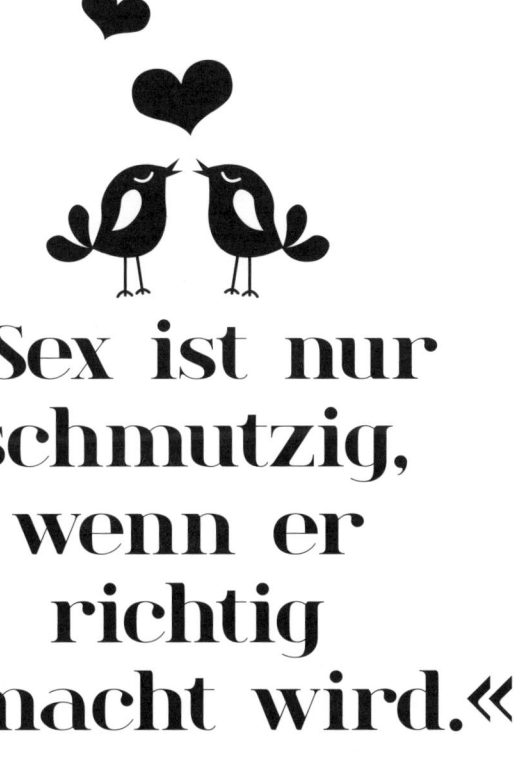

»Sex ist nur
schmutzig,
wenn er
richtig
gemacht wird.«

Woody Allen

# Vorwort

*»An einem offenen Paradiesgärtchen geht der Mensch gleichgültig vorbei und wird erst traurig, wenn es verschlossen ist.«* Gottfried Keller

Meine lieben Leserinnen und Leser,

vielleicht fragt Ihr Euch, wie jemand auf die Idee kommen kann, ein Buch mit einem so vulgären Titel zu schreiben. Noch dazu eine Frau. Ganz einfach: Ich finde, es ist an der Zeit, den Sex einmal so zu sehen, wie er ist. Sex IST nämlich vulgär. Und kann enorm viel Spaß machen. So viel Spaß, dass wir »es« immer wieder tun und bisweilen alles andere in unserem Leben dafür aufs Spiel setzen. Um das Thema Sexualität kreisen viele Mythen, Märchen, Mindfucks und teilweise auch Müll, und ich finde es braucht endlich einmal ein Buch, das ehrlich ist. Das nicht mit schlauen Ratschlägen um die Ecke kommt, sondern den Sex so beschreibt, wie er häufig ist: ganz schön kompliziert. Sex ist einerseits das Natürlichste der Welt, ein tief menschliches Grundbedürfnis. Die Evolution hat es über Jahrmillionen so eingerichtet, dass uns das Spaß macht. Und rein biologisch gesehen ist Sex für Menschen ab der Pubertät einfach vorgesehen. Selbst wenn es uns zuweilen schwerfällt, uns das vorzustellen: Wir sind heute hier auf dieser Welt, weil unsere Eltern erfolgreich Sex hatten! Andererseits haben wir Menschen den Sex über Jahrtausende durch Kultur und Religion mit so vielen Tabus belegt und zu reglementieren versucht, dass kaum ein erwachsener Mensch unbefangen damit umgehen kann. Was ich in diesem Buch auch beleuchte: Sex dient keineswegs nur der Fortpflanzung und dem kurzfristigen Spaß.

**Sex macht gesund. Körperlich, geistig und seelisch!**

Genussvoller Sex ist für unsere Entwicklung und Entfaltung enorm wichtig. So wie gesundes Essen und Trinken die richtigen Nährstoffe liefern, Schlafen uns entspannt und geistige Genüsse uns inspirieren und glücklich machen. Es gibt mittlerweile haufenweise Studien und Untersuchungen, die belegen, dass Sex das Immunsystem stimuliert, Erkrankungen vorbeugt und sie teilweise sogar heilen kann. Vor allem für die »Modekrankheiten« Herzinfarkt, Depression und Burn-out spielt er eine bedeutende Rolle! Eine der Berufsgruppen, die am häufigsten unter Burn-out leiden – noch vor den Managern – sind laut Aussagen von Experten katholische Priester. Leider existieren noch keine Studien über die

Auswirkungen unterdrückter sexueller Wünsche. Es wird Zeit! Sex hat nicht nur vordergründig einen positiven Einfluss auf unsere Gesundheit. Ein erfülltes Sexleben macht uns seelisch gesund. Ich würde sogar so weit gehen zu behaupten, dass uns der »richtige« Sex schneller und leichter der Erleuchtung nahebringt als die individuell passende Yoga-, Meditations- oder Fastenmethode. Yoga ist gesellschaftlich anerkannt als Weg zu Entspannung und Spiritualität. Aber Sadomasochismus? Oder Gruppensex? Kannst Du Dir vorstellen, dass so etwas auch seelisch heilen kann? Ich schon! Denn ich habe es erlebt. Dass ich heute behaupten kann, ich bin wirklich zufrieden mit meinem Leben, das hat viel damit zu tun, dass ich meine eigene Sexualität erforscht habe. Dass ich mich getraut habe, Fantasien und Träume Realität werden zu lassen. Diese Erfahrung möchte ich gerne weitergeben, wie auch immer sie sich bei jemand anderem zeigen mag. Das geht nur, wenn man Vorurteile loslässt und neugierig wird.

Es ist anders, als man gemeinhin denkt. Und es ist vor allem sehr, sehr individuell. Deshalb kommen in diesem Buch auch einige andere Menschen zu Wort, die ihren Weg zu erfüllender Sexualität gefunden haben, und zwar auf sehr unterschiedliche Arten. Von Lachen bis zu Schlagen, von Spielzeugen und dem Drehen von Pornofilmen bis hin zu »stillem« Sex, bei dem man gar nichts tut.

Entdecke Deinen Lieblingssex. Finde heraus, welche sexuelle Identität Du hast. Und Du wirst eine neue Qualität von Gesundheit und Lebensfreude erleben, die Du vorher noch nicht kanntest …

In diesem Sinne wünsche ich viel Spaß beim GESUNDVÖGELN!

*Susanne Wendel*

Grünwald im November 2012

Kapitel 1
# GESUNDVÖGELN

# GESUNDVÖGELN

**Alles, was wir unterdrücken, macht uns Druck. Und Druck macht krank. Stehe dazu, wer Du wirklich bist, und es wird leicht.**

*»Ohne das Tier in uns sind wir kastrierte Engel.«* Herman Hesse

Wahrscheinlich hat jeder Mensch irgendeine besondere Neigung im Bett. Warum auch sollten wir ausgerechnet in diesem Bereich alle gleich ticken? Jeder Mensch ist ein einzigartiges Individuum, jeder mag andere Dinge zu essen, jeder hat andere Hobbys, Träume und Talente, und beim Sex sollen wir dann auf einmal alle gleich sein? Sehr unwahrscheinlich. Was uns alle vereint, ist der Wunsch nach Sex. Das ist ein tiefes Grundbedürfnis wie Essen, Trinken und Schlafen. Doch genauso, wie der eine Sushi mag und der andere Schweinebraten mit Knödeln und der Dritte frittierte Heuschrecken, gibt es riesengroße Unterschiede darin, WIE wir den Sex mögen. Vielleicht haben wir einen speziellen »Lieblingssex« oder vielleicht bevorzugen wir die Abwechslung, vielleicht auch beides. Manch einer ist da eher konservativ, und ein anderer probiert gern Neues aus. Das Schöne dabei: Jeder darf so sein, wie er ist. Doch die Frage ist: Wie bist Du denn? Das Dilemma: Wir sind durch unsere Kultur, Religion und Erziehung, und im Zweifelsfall auch durch unseren Partner, so sehr geprägt, dass wir gar nicht wissen, was wir wollen, was uns anmacht, was uns glücklich macht. Wir merken höchstens durch Zufall, wenn uns etwas besonders gut gefällt.

Ich vermute, die meisten Menschen haben tatsächlich keine Ahnung, wenn es um ihre sexuellen Bedürfnisse geht. Weil sie nie die Frage danach stellen. Oder sie wissen es insgeheim doch sehr genau, trauen sich aber ihr ganzes Leben lang nicht, es irgendjemandem zu sagen, geschweige denn auszuprobieren. Sie suchen höchstens heimlich im Internet danach. Elterliche Prägungen und gesellschaftliche Moralvorstellungen sind extrem stark und können Menschen in fürchterliche Konflikte stürzen, wenn sie feststellen, dass sie von der Norm abweichen. In den letzten Jahren und Jahrzehnten hat sich Gott sei Dank in dieser Hinsicht schon viel verändert. Homosexuelle sind heute gesellschaftlich und politisch anerkannt und gut organisiert. Niemand muss sich mehr schämen oder alleine sein. Oberflächlich zumindest. Ich will nicht wissen, wie viele Dramen es dennoch in Familien gibt, wenn Eltern erfahren, dass ihre Kinder schwul oder lesbisch sind. Wahrscheinlich haben weit mehr Menschen homosexuelle Tendenzen und tun sich immer noch sehr schwer mit dem Outing. Möglicherweise sind ihre Wünsche so sehr unterdrückt, dass sie es selbst gar nicht merken, außer vielleicht daran, dass ihnen der Sex nicht so richtig Spaß macht. Vielleicht träumen sie dann nachts davon. Niemand kann in den Kopf eines anderen Menschen schauen. Und was ist mit Sadomasochisten? Spaß an Unterwerfung und Schmerzen zu haben, ist noch lange nicht gesellschaftsfähig. Was ist mit Leuten, die auf Fetische und Spielzeug stehen? Die Analsex lieben? Oder Menschen, die sexuellen Missbrauch erlebt und nicht geheilt haben? Wer nicht völlig abgestumpft durchs Leben schlurft, wird früher oder später an einen Punkt kommen, an dem er das Tier in sich spürt, seinen innersten Bedürfnissen Ausdruck geben will, erleben will, was an seiner Seele nagt. Wenn dann Moral, Angst, verquere Wertvorstellungen und falsche Rücksichtnahme im Weg stehen, entsteht Druck, immer mehr Druck.

Dieser Druck macht krank. Er findet nicht das richtige Ventil, richtet sich gegen die Familie, Kollegen, Mitarbeiter, im schlimmsten Fall gegen Kinder. Letztlich richtet er sich gegen die eigene Person. Der Mensch wird krank. Seelisch und körperlich. Es gibt keine Studien darüber, bisher hat niemand untersucht, wie sich Druck aus nicht gelebter Sexualität auswirkt. Ich persönlich glaube, er ist verheerend. Sigmund Freud hat sich schon vor über 100 Jahren mit diesem Thema befasst, und Alfred Kinsey hat in seinem groß angelegten Sex-Report in den 60er Jahren in Amerika festgestellt, dass viel mehr Menschen als angenommen homosexuelle oder andere »abweichende« sexuelle Vorlieben haben. Abweichend wovon? Sexualität ist einer der stärksten Triebe, über den die Menschen verfügen.

Sonst würden wir nicht seit vielen Millionen Jahren auf diesem Planeten herumlaufen und uns vermehren. Wir können nicht so tun, als wäre das nicht wichtig. Was uns die verschiedensten Medien über Sex weismachen wollen, ist oft sehr weit entfernt von der Realität, vor allem von der Realität in unseren Schlafzimmern. Und tief in unserem Inneren wissen wir das auch.

### »We are oversexed and underfucked.«

Dieser Satz bringt das genau auf den Punkt. Oder auch der Untertitel des Buches »Fremdenverkehr«: *Warum wir immer mehr über Sex reden und trotzdem keinen haben.* Warum ist das so? Vielleicht weil wir überfordert und verunsichert sind von der Vielfalt der Möglichkeiten? Als ob wir vor einem riesengroßen Büffet stünden mit lauter Dingen, die wir gar nicht kennen, manche verlockend, andere abstoßend, und letztlich haben wir keine Ahnung, wie das alles schmeckt. Vielleicht trauen wir uns in unserer schnelllebigen Zeit aber auch nicht mehr, aus ganzem

Herzen zu lieben und uns wirklich auf einen anderen Menschen einzulassen?

»Ist unser Leben zu anstrengend für Sex?« titelte kürzlich eine große deutsche Frauenzeitschrift. In dem Artikel ging es darum, dass die typischen jungen Erwachsenen heutzutage – übrigens egal, ob sie Kinder haben oder nicht – täglich so viel um die Ohren haben, dass einfach keine Power mehr für den Sex am Abend übrig bleibt. Verschiedenste Experten wurden zurate gezogen und befragt. Das Fazit: Die modernen Menschen sind von ihrem Leben überfordert und haben weniger Lust als früher. Ist das wirklich so? Ich weiß nicht, ob es für unsere Vorfahren weniger anstrengend war, den ganzen Tag auf dem Feld zu arbeiten oder sich um den Haushalt einer Großfamilie zu kümmern.

**Sex, der wirklich befriedigt und befreit, ist niemals zu anstrengend, denn man hat hinterher mehr Energie als vorher.**

Doch was ist wirklich befriedigender Sex? Was heißt das für Dich? Hier beginnt die Forschungsreise. Ich möchte behaupten, die meisten Menschen haben den besten Sex ihres Lebens noch nie oder äußerst selten außerhalb ihres Kopfes erlebt.

Nun gebe ich zu, Sex ist etwas, das für ein optimales Ergebnis mindestens eine weitere Person benötigt. Und das ist oft eine Herausforderung. Wie finde ich den richtigen Menschen, der genau das mag, was ich auch mag? Alternativ: Wie kann ich dem Partner/der Partnerin, der/die bereits an meiner Seite ist, den Sex so beibringen, wie ich ihn gerne haben möchte? Geht das überhaupt???

**Der beste Sex Deines Lebens – wann hattest Du den zuletzt? Hattest Du ihn überhaupt schon einmal?** *oh jaah!*

Wenn ich nicht sehr zielstrebig genau die Menschen gesucht und gefunden hätte, mit denen ich offen über alles sprechen kann, was mir so im Kopf rumgeht, hätte ich es sicher weder jemanden erzählt noch ausprobiert. Denn die passenden Sex- und auch Gesprächspartner findet man nur in einem passenden Umfeld.

In Japan gibt es nicht unbedingt die beste Currywurst! Und wenn, dann ist der Anbieter mit Sicherheit ein Deutscher. Such den Kontakt zu Menschen, die sexuell frei sind! Eine Bekannte von mir war jahrelang mit einem Mann verheiratet, hat mehrere Kinder geboren und großgezogen und erst mit Anfang 40 mehr oder weniger durch Zufall festgestellt, dass ihr der Sex mit einer Frau viel mehr Spaß macht als alles, was sie vorher erlebt hatte. Sie hat mir einmal von dem Moment erzählt, als es ihr wie Schuppen von den Augen fiel: »Ach, so ist das! Das ist also erfüllender Sex, so fühlt sich das an.« Ich weiß keine Details, aber ich vermute, es muss so ähnlich gewesen sein wie bei jemandem, der zum ersten Mal einen Orgasmus erlebt und bis dato nur davon gehört hat. Sollten wir etwas so Wichtiges dem Zufall überlassen?

Ich würde mich nicht als »Sexpertin« bezeichnen. Ich bin weder Sexualtherapeutin noch Psychologin noch Domina, sondern eine ganz normale Frau. Zugegeben, eine neugierige Frau und sicher etwas zielstrebiger als der Durchschnitt. Eine Frau, die ihre tiefsten Wünsche und Fantasien lebendig werden lies. Es ist möglich, alles zu leben, was in uns steckt. Das geht nicht von heute auf morgen, und es erfordert eine ganze Menge Mut. Aber es lohnt sich. Für mich war und ist es die erfüllendste Forschungsreise, die ich bisher unternommen habe.

Von wegen: »Du kannst nicht alles haben.« Von wegen: »Wenn es um Liebe, Sex und Partnerschaft geht, musst Du immer Kompromisse machen.« Stimmt nicht!

**Wer zu viele Kompromisse macht, tötet das Beste in sich!**

Willst Du ein mittelmäßiges oder ein geniales Leben? Das ist eine Entscheidung. Die muss jeder für sich selbst treffen. »Life Changing Sex« geht nicht mit Kompromissen. Du musst bereit sein, den Preis für Deine Freiheit zu bezahlen, das ist klar. Doch der Lohn ist um ein Vielfaches höher.

Dieses Buch ist keine Anleitung zu einem besseren Sexleben und erst recht kein Ratgeber. Denn für ein richtig geiles Leben gibt es keine Anleitungen. Das kann man nur selbst herausfinden und erforschen, was das für jeden persönlich ist. In diesem Buch beschreibe ich meine ganz eigene Geschichte, meine Erfahrungen und alles, was ich über Männer, Frauen und Sexualität erfahren und gelernt habe. Vieles habe ich genauso erlebt, anderes – beispielsweise die Namen einiger Beteiligter – habe ich geändert. Ich habe eine Menge recherchiert und Experten zurate gezogen, weiterhin habe ich ganz »normale« Menschen interviewt. Ich möchte Frauen und Männer ermutigen, zu ihren Wünschen zu stehen und sich es zu wagen, diese auch ihrem Partner mitzuteilen. Es lohnt sich!

Vielleicht denkst Du jetzt: Waaas? Soll ich noch eine neue Baustelle aufmachen und mich darum auch noch kümmern? Reicht es nicht, was ich schon alles mache? Ich habe so viel im Job um die Ohren, gehe ins Fitnessstudio, mache regelmäßig Diät und autogenes Training, dann jetzt auch noch mit Sex anfangen … Außerdem ist das doch nicht so wichtig …

Bitte, es ist Deine Entscheidung. Niemand muss irgendetwas. Nur: An DIESER (Bau)Stelle zu arbeiten, bringt viel mehr als alles andere in Deinem Leben. Es gibt keine stärkere Kraft als die sexuelle. Und diese zu aktivieren und in die richtige Richtung zu lenken, bringt Dir an allen anderen Stellen im Leben mehr Power.

Das weiß jeder Mittvierziger, der sich in eine junge Frau verliebt und auf einmal wieder ungeahnte Kräfte verspürt. Das weiß jede Frau, die einem grandiosen Liebhaber begegnet und sich in seinen Armen endlich richtig fallenlassen kann.

Also, machen wir doch etwas daraus! Beginnen wir mit der Forschung und fangen an zu ergründen, wer wir wirklich sind. Diese Reise geht durch Höhen und Tiefen, über wunderschöne Gipfel bis in tiefe, versteckte, dunkle Höhlen. Es gibt viel zu entdecken, manches erstaunlich, anderes unangenehm, aber letztlich alles erleichternd! Finde heraus, ob Du Sushi oder Schweinebraten bevorzugst – oder beides oder keines von beiden – das macht in Zukunft das »Einkaufen« leichter! Und Du entdeckst eine neue Dimension von Gesundheit und Lebenslust!

## Die Säge schärfen!

Kennst Du den Mann mit der Säge?
Der sich den ganzen Tag abmüht, einen Baum zu fällen und mit einer stumpfen Säge stundenlang den Baum bearbeitet und nur millimeterweise weiterkommt? Es kommt jemand vorbei und fragt ihn, ob er nicht zunächst einmal seine Säge schärfen möge, dann ginge es ja einfacher. »Nein, dafür habe ich keine Zeit!«, raunzt der genervte Mann und sägt weiter.

Wie wäre es, wenn Du Dir ein wenig Zeit zum Schärfen Deiner Säge nimmst?

*Good News: Sex macht die Säge am schnellsten scharf!*
(mod. nach Stephen Covey: »Die 7 Wege zur Effektivität«, S. 315)

Sex

Kapitel 2

# Sex zwischen den Ohren

# Sex zwischen den Ohren
## Über die Gesellschaft, das menschliche Gehirn und Sexualität heute.
## Und von der Freiheit, so zu sein, wie man ist.

*»Wäre auf der Welt alles zufriedenstellend eingerichtet ..., dann hätten wir schon im Sexualkundeunterricht der siebten Klasse erfahren, dass es solche und solche gibt. Es wäre uns selbstverständlich, dass sexuelle Vorlieben so unterschiedlich ausfallen wie musikalische, und wir würden uns für die einen nicht mehr schämen als für die anderen.«*

Kathrin Passig & Ira Strübel (In: *»Die Wahl der Qual«*, Seite 9)

**Grünwald, Juli 2012.** Draußen tobt eines der vielen heftigen Unwetter, die einen an diesen heißen Sommertagen einfach nicht zur Ruhe kommen lassen. Perfekt zum Schreiben eines Sexbuches. Um mich herum geht die Welt unter und ich weiß endlich, wie ich dieses Buch beginnen will. Die Idee, es zu schreiben, verfolgt mich schon seit Jahren. Jetzt bin ich endlich so weit, es zu tun. Denn jetzt erst weiß ich, was ich eigentlich sagen will. Auf gewisse Weise habe ich das Gefühl, bei mir angekommen zu sein. Hat lange genug gedauert. Und irgendwo ist auch klar, dass ich gleichzeitig wieder ganz am Anfang stehe. Das ist ja immer so im Leben.

Ja, ich liebe laute Technomusik, und ja, ich stehe drauf, beim Sex die Kontrolle abzugeben. Ich halte Vorträge vor Hunderten von Menschen, zu Honoraren, für die andere Leute zwei Monate arbeiten müssen. Ich bin Unternehmerin, Coach und mehrfache Buchautorin. Ich bin fast 40, ich liebe Gruppensex und Sado-Maso-Partys, und ich bin schwanger. Ich habe einen wundervollen Partner, der gleichzeitig mein Geschäftspartner, Manager und Bodyguard ist und alles tut, damit ich glücklich und erfolgreich bin. Ja, und das passt alles wunderbar zusammen. Warum auch nicht? Wir befinden uns heute in einer Zeit, in der alles möglich ist. Theoretisch zumindest. Jeder kann genauso leben, wie er will und wie es ihm oder ihr guttut. Nur, wenn ich mich so umschaue, haben die meisten Menschen das noch nicht erkannt. Sie führen ein Leben, das geprägt ist von den Gedanken und Gesetzen ihrer Eltern, ihrer Familie und der Gesellschaft, die noch nicht begriffen hat, dass sich Dinge schneller ändern als jegliches System darauf reagieren kann. Die Leute passen sich an irgendetwas an, das es oft gar nicht mehr gibt. Man tut das so, man macht das so, man denkt das so. Einfach aus Gewohnheit, und weil unser Gehirn so strukturiert ist, dass es einmal erfolgreich belohnte Verhaltensweisen immer wieder kopiert, auch wenn sie nicht mehr erfolgreich sind. »Man muss den Teller leer essen« ist so ein Klassiker. Trotz XXL-Portionen und Übergewicht, Hauptsache, es bleibt nichts übrig. Ich habe mich viel mit Biologie, Psychologie und moderner Hirnforschung befasst, bin ja auch als Coach tätig, und mich interessiert einfach, wie Menschen ticken und warum. Ich will einfach wissen, wie sie sich verändern können, denn die meisten sind ja nicht gerade glücklich in ihrem Leben. Wer verstehen will, wie Veränderung möglich wird, muss verstehen, wie das menschliche Gehirn funktioniert. Was ich jedem sehr empfehlen kann, zu diesem Thema ist die Lektüre von Professor Gerald Hüther, Neurobiologe an der Universität Göttingen. In seinem Buch *»Bedienungsanleitung für ein menschliches Gehirn«* (Seite 119) fasst er das Dilemma des Menschen wunderbar zusammen:

*»Wir besitzen kein zeitlebens lernfähiges Gehirn, damit wir uns damit bequem im Leben einrichten … Selbstverständlich haben wir die Freiheit, jederzeit dort stehenzubleiben, wo es uns gefällt, und fortan nur noch diejenigen Verschaltungen zu benutzen, die bis dahin in unserem Gehirn entstanden sind. Da diese Verschaltungen aber dann umso effizienter gebahnt werden, je häufiger wir sie immer wieder auf die gleiche Weise benutzen, kann daraus sehr leicht die letzte freie Entscheidung geworden sein, die wir in unserem Leben getroffen haben.«*

Der Mensch ist unglaublich flexibel und anpassungsfähig, und gleichzeitig ist er es überhaupt nicht. Moderne Neurobiologen wie Professor Hüther bestätigen ganz klar: Das Gehirn ist plastisch, und unsere Nervenzellen können bis zum Tod neue Wege bahnen. Doch dazu braucht es etwas ganz Besonderes: einen starken Erregungszustand. Entweder Freude oder Angst, und zwar so heftig, dass es uns die Schuhe auszieht. Nur dann werden neue Nervenbahnen geschaltet: wenn uns etwas wirklich tief berührt. Langeweile, Gewohnheit und Routine führen direkt in eine neurologische Sackgasse, aus der man irgendwann nicht mehr herauskommt.

Es braucht einen Reiz, der stärker ist als die Gewohnheit, ein Erlebnis, das uns im wahrsten Sinne des Wortes aus der Bahn wirft. So kann sich ein Mensch verändern. Mit Emotionen. Um diesen neuen Zustand dann zu festigen, ist wieder Routine notwendig, aber nur so lange, bis abermals etwas Neues ansteht. Der Weg, den ich gefunden habe, um meinem Leben mehr Erfüllung zu geben, ist die Sexualität. Es mag auch andere geben, doch ich glaube, dieser ist sehr effizient, wenn nicht sogar der effizienteste. Denn das ist einer der ganz wenigen Wege, die von ständiger Erregung gesäumt ist und der gleichzeitig alles zutage bringt, was einen Menschen ausmacht. Unverfälscht. Ehrlich. Wer seine eigene Lust entdeckt, ist klar im Vorteil. Doch genau hier beginnt das Dilemma. Wir leben in einer Gesellschaft, in der sexuell zwar theoretisch alles möglich und der Zugang zu Sex jederzeit und überall offen ist, tief in unserem Innersten sind wir aber so geprägt, dass das meiste davon »bäh« und schmutzig und irgendwie »falsch« scheint. Daher lassen wir lieber die Finger davon, holen uns vielleicht Inspiration über Filme, Bilder und Geschichten, aber letztlich ist und bleibt alles im Kopf. Ich würde sogar so weit gehen zu behaupten, viele Menschen kommen gar nicht auf die Idee, dass in gelebter, erfüllender Sexualität der Schlüssel für wichtige Veränderungen im eigenen Leben liegt. Wie und woher auch? In der Schule oder Erziehung und an der Uni lernt man so etwas nicht!

Gesellschaftliche Systeme reagieren unendlich viel langsamer als einzelne Menschen, und viele Regeln, die einmal in einemr Gesellschaft installiert sind, überdauern ganze Generationen. Systeme wollen die Menschen kontrollieren, ihnen Angst machen. Wenn Menschen frei und autark sind, brauchen sie keine Systeme mehr. Doch wie soll man frei werden, wenn man so sehr vom System beeinflusst ist? Wo stehen wir heute beim Thema Sex wirklich? Die gesamte Gesellschaft ist immer noch geprägt von einer 2000 Jahre alten Religion. Eine Religion, die uns weismachen will, dass fast alles, was Spaß macht, Sünde ist. Noch in der Generation unserer Eltern, oder zumindest Großeltern, dachten die Leute, sie werden vom Küssen schwanger. Sex vor der Ehe war ein Tabu. Fremdgehen ein Verbrechen. Auch heute steckt das noch in den Köpfen fest: Alles, was vom Schlafzimmer-Normalsex eines monogamen Paares abweicht, ist mindestens mal verdächtig. Pervers bis hin zu psychisch krank. Viele heute durchaus gängige sexuelle Spielarten sind nach wie vor im weltweiten Katalog der Krankheiten, herausgegeben von der WHO, gelistet. Und diese Einteilung beruht auf einem System, das fast 130 Jahre alt ist ...

**Die offensichtlichste aller Krankheiten ist nirgendwo aufgeführt, obwohl fast alle Erwachsenen darunter leiden: chronischer Lebendigkeitsverlust.** Ursache: jahrelange Anpassung an ein Leben, das Entfaltung, Spaß und Wachstum verhindert, das Talente, Wünsche und Vorlieben unterdrückt, und das versucht, brave konforme Gutmenschen zu erzeugen, die zwar funktionieren, aber irgendwann das Gefühl bekommen: »Das kann doch noch nicht alles sein!«. Menschen, die über Jahre eine Maske nach der anderen aufsetzen, um überall gemocht zu werden. Menschen, die gar nicht mehr wissen, was sie eigentlich wirklich begehren, hinter aller Nettigkeit. Menschen, für die der Sex ungefähr genauso aufregend ist wie Duschen. Jeder Mensch hat gute und schlechte Seiten, helle und dunkle. Die dunkle zeigt sich unverfälscht oft in der Sexualität, das hat schon Sigmund Freud erforscht. Eine Kraft, die aus den tiefsten Tiefen kommt, ein Trieb, der alles zerstören und gleichzeitig neues Leben schaffen kann. Es ist ein riesengroßer Gewinn, diese Seite anzuschauen und zu erforschen. Ohne sie ist unser Leben nur halb so spannend. Und halb so ehrlich.

> ## Wer seine dunkle Seite versteckt, hat langweiligen Sex.
>
> Den besten Sex Deines Lebens hast Du, wenn Du nichts mehr zurückhältst, nicht mehr gut dastehen willst und nicht mehr vorgibst, irgendwer zu sein. Diesen Zustand zu erreichen, braucht allerdings sehr viel Mut und Neugier. Und kann dauern. Manchmal ein halbes Leben. Manchmal nur eine einzige Nacht …

Meine dunkle sexuelle Seite war mir viele Jahre lang vor allem eines: peinlich! Ich habe davon geträumt, mich fesseln zu lassen, hilflos zu sein, kontrolliert zu werden. Keine Ahnung, woher so etwas kommt. Ich habe mich als junge Frau oft gefragt, ob ich einmal zum Psychiater muss. Heute weiß ich, dass sehr viele Frauen – wenn nicht sogar die meisten – solche Fantasien haben. Nur: Keine redet darüber! Schon beim Gedanken daran, irgendjemandem zu erzählen, was ich mir beim Sex wünsche, bin ich früher knallrot angelaufen. Und ich werde sonst eigentlich nie rot. Bis ich Menschen getroffen habe, denen es ähnlich geht wie mir, die ähnliche Gedanken und Wünsche haben, ein Umfeld, in dem das »Unnormale« auf einmal »normal« ist. Abende, an denen man lustig über Handschellen und Fesseltechniken plaudert, so wie andere über neue Strickmuster. Wie sehr wir Menschen von unserem Umfeld, vor allem von unseren Mitmenschen, und der Gesellschaft geprägt sind, ist mir dort erst klar geworden. Mit diesen neuen Menschen ist es auf einmal leicht, ich kann lockerlassen und mich öffnen. So wie eine Pflanze, die viel Licht braucht und in einem dunklen Raum gestanden hat, auf einmal aufblüht, wenn man sie ans Fenster stellt.

**Was denken die fünf wichtigsten Menschen in Deinem nahen Umfeld über Sex? Die Antwort auf diese Frage zeigt Dir, wo Du stehst.**

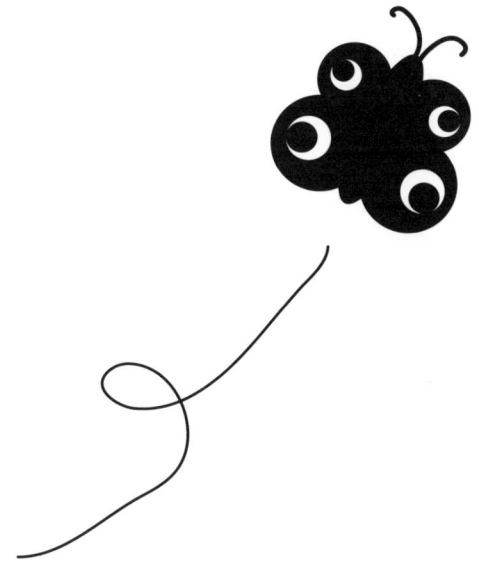

Kapitel 3
# Life Changing
# Sex

# Life Changing Sex

**Für die meisten Menschen ist Sex ungefähr so aufregend wie Duschen. Welchen Sex braucht es, um das eigene Leben zu verändern?**

*»If he wanted me, even it was only for one night, I was ready to give up everything. My whole fucking future. Everything.«*
Alice Harford (Nicole Kidman) in *Eyes Wide Shut*

Bei meinen Recherchen für dieses Buch bin ich über einen interessanten Artikel und folgendes Zitat des Sexualsoziologen Professor Werner Habermehl gestolpert: »60 Prozent der Menschen hatten noch nie ein besonders eindrucksvolles sexuelles Erlebnis. Für sie ist Sex etwa so spannend wie Duschen.« Er sagt dies im Zusammenhang einer Untersuchung zu »Life Changing Sex«, also Sex, der das Leben verändert. Angeblich sind immer mehr Menschen auf der Suche danach. Der Drang von Männern und Frauen, endlich Life Changing Sex zu erleben, nimmt zu, getriggert durch das riesengroße Angebot von Sex in den Medien, wo Sex ja eigentlich immer als himmelhoch jauchzend dargestellt wird. Dieser Wunsch vieler Menschen erklärt vielleicht den großen Erfolg der Internet-Seitensprungbörsen, die ganz gezielt sexhungrige Menschen miteinander in Kontakt bringen. Von wegen »Partner fürs Leben«, hier geht es nur um erotische Begegnungen, die meisten der gelisteten Mitglieder sind verheiratet oder in festen Beziehungen und suchen nicht mehr und nicht weniger als den ultimativen Kick durch Fremdgehen. Weil sie glauben, dass sie das in ihrer Partnerschaft auf keinen Fall erleben können.

**Was ist das, Sex, der das Leben verändert?** **WoW!**

Meistens passiert Life Changing Sex ungeplant, oft mit einem Unbekannten oder an einem unbekannten Ort. Danach ist nichts mehr wie es war. Menschen verlassen Partner und Familien, ihr gewohntes Umfeld, ihr Leben. Weil sie im Sex erlebt haben, dass es noch mehr gibt, weil sie auf einmal neue Lebendigkeit und eine tiefe Sehnsucht spüren, die sie vorher nicht kannten. Normalerweise stecken wir in unseren Gewohnheiten fest, doch wenn uns so etwas passiert, wenn wir durch einen solch starken Impuls regelrecht aus unseren gewohnten Bahnen gerissen werden, tun sich neue Türen auf. Jeder kennt Geschichten von Leuten, die auf einmal ihr ganzes Leben umgekrempelt haben, nachdem sie sich neu verliebt hatten. Die Frage ist, kann man Life Changing Sex auch erleben, ohne dass gleich das ganze Leben zusammenbrechen muss? Die Seitensprungbörsen sind sicher ein Versuch in diese Richtung, für alle wird das aber nicht funktionieren. Fakt ist: Damit etwas Neues ins Leben kommen kann, muss etwas Altes sterben. Etwas, von dem man vorher dachte, es bleibt immer so wie es ist. Das muss nicht immer gleich die Beziehung sein. Manchmal ist es etwas, das man bisher als Wahrheit betrachtet hat.

In meinem Leben bedeutete das allerdings: Ich musste meine Ehe aufgeben. Denn mit dem Partner, den ich damals hatte, wäre es nicht möglich gewesen zu erforschen, was meine Seele erforschen wollte.

Es gibt bestimmte Schlüsselerlebnisse, durch die wir erkennen, dass etwas Neues ansteht. Die meisten Tage verlaufen doch irgendwie ähnlich. Und dann gibt es die Tage, nach deren Ende nichts mehr ist, wie es bisher war. Wenn jemand stirbt, wenn ein Kind geboren wird, wenn wir uns trennen, wenn wir umziehen. Wenn wir einen Menschen kennenlernen, der uns aus der Fassung bringt. Oder eben wenn wir Sex haben, der so ganz anders ist als alles vorher.

**Winter 2004.** Das erste Ereignis, das mich aus der Bahn warf. Eine Begegnung auf einer Party mit einem Mann, in den ich mich unsterblich verliebte. Bis zu diesem Abend war ich mehr oder weniger glücklich verheiratet, mein Leben verlief in angenehmen mehr oder wenigen ruhigen Bahnen, und alles war so weit im grünen Bereich, planbar. Nicht dass ich nicht schon immer temperamentvoll, lebenslustig und ein wenig verrückt gewesen wäre und gerne mal mit Männern flirtete, aber ich war in meiner Beziehung treu und zufrieden, und das wäre noch ewig so weitergegangen. Der Sex war gut und regelmäßig, wenn auch für mich meistens ein Kompromiss. Denn mit meinen ganz speziellen Wünschen in Richtung »gefesselt werden« konnte mein Mann nur wenig anfangen. Er mochte »Feld-Wald-und-Wiesen-Sex«, wie er das nannte, und was ich mir vorstellte, machte ihn nicht an. Wenn er es mir zuliebe dann doch mal tat, war es immer noch ein Kompromiss – für beide. Nichtsdestotrotz hatten wir eine starke Verbindung. Meine Ehe hatte gerade eine größere Krise überstanden, mein Mann war im Ausland, wir telefonierten mehrmals täglich, und ich bin also auf diese Party gegangen. Ich war damals bereits seit einigen Jahren beruflich selbstständig, wusste sehr genau was ich wollte und unterhielt mich mit den Partygästen über Business. Und saß zufällig neben diesem geschniegelten Unternehmensberater, der mir sehr privat von seiner gescheiterten Verlobung erzählte und mich später zum Tanzen aufforderte. Außer reden, tanzen und ein wenig flirten passierte nichts. Ich weiß bis heute nicht genau, was an diesem Abend mit mir geschah, aber es fühlte sich an, als würde eine Sicherung durchbrennen, eine wichtige. Ich konnte in dieser Nacht nicht schlafen, und das war nur die erste von vielen. Ich konnte auch über Tage nichts mehr essen und über Wochen nicht mehr klar denken, außer an diesen Mann. Wissenschaftler behaupten, der Zustand des Verliebtseins ähnelt dem eines Zwangsneurotikers, der sich ständig die Hände waschen muss: Serotoninmangel im Gehirn. Wenn ich zurückblicke, muss ich sagen, das stimmt!

Viel später wurde mir klar, dass das alles gar nicht so viel mit diesem Typen zu tun hatte, sondern mit mir selbst, und damit, dass mein Leben mir einmal um die Ohren fliegen wollte. Und es war ziemlich schnell klar: Mein Mann und ich würden uns trennen. Es gab noch viele andere Gründe, und auf einmal hatten wir den passenden Auslöser.

**Frühjahr 2005.** Da kam mir zum ersten Mal der Gedanke, ich sollte einmal etwas wirklich Verrücktes tun. Ich dachte immer noch an diesen Unternehmensberater, auch wenn der gar nichts von mir wollte, und tagträumte, wie es wohl wäre, ihn auf ein Wochenende in einem teuren Hotel einzuladen. Irgend so etwas. Der Gedanke kam beim Wandern. Ich war zwei Wochen allein im Schwarzwald, wollte einen klaren Kopf kriegen, nachdem abzusehen war, dass meine zwölfjährige Beziehung und achtjährige Ehe in Kürze beendet sein würde. Ich hatte mich in einem kleinen Bio-Hotel eingebucht, um mir Gedanken zu machen, was ich eigentlich noch will im Leben. An einem Dienstag, nach dem Frühstück mit Frischkornbrei, Obst und Biomilch, wusste ich: Mein Leben war langweilig geworden: brav, vorhersehbar … und das entsprach überhaupt nicht meiner Natur! Mit einem Mal war mir klar: Das war nicht ich, und damit sollte sofort Schluss sein. Mach etwas Verrücktes, Susanne, etwas, womit Du Dich selbst überraschst!

So klar der Gedanke an diesem sonnigen Frühlingsvormittag war, so schnell hatte ich ihn auch wieder vergessen. Wie das so ist im Leben. Ich hatte ja auch keine Idee, was ich denn nun Verrücktes tun sollte. In den letzten Jahren hatte ich mich so an mein entspanntes, geplantes Leben und meinen Partner gewöhnt, dass ich keine Ahnung haben konnte, was noch alles in mir steckte. Wirklich überhaupt keine Ahnung.

Doch den Samen hatte ich gesetzt, und er begann zu keimen. Gar nicht so viel später passierte es wie von selbst. Single zu sein war nicht mein Ding. Und so war ich schon drei Wochen nach der endgültigen Trennung von meinem Mann bei mehreren Partnerbörsen im Internet angemeldet. Ich mache keine halben Sachen. Einer der ersten Neugierigen war ein junger Bäckermeister aus Hannover. Der so unglaublich nett schrieb, witzig und gleichzeitig höflich, und ich fand den einfach klasse. Was wir beide teilten: Die Leidenschaft für Technomusik. Er schrieb von seiner Lieblings-Technodisco in Hannover, und mir war klar: Da muss ich hin! Also, Zugticket kaufen, ein Zimmer im ETAP-Hotel buchen und auf nach Hannover. Was sollte schlimmstenfalls passieren? Bei ETAP gibt es ein Etagenbett, und eine Nacht würde ich überleben. Wie gesagt, ich mache keine halben Sachen, wenn schon, denn schon! Am Bahnhof: ein Blick, ein Schnuppern, ein Umarmen, und es war klar: Der Abend wird cool. Und wie cool ... Zuerst einmal Kennenlernen, Eisessen, den anderen abchecken, erste kleine Berührungen. Vielleicht klingt das alles noch nicht so spektakulär. Doch für mich war es eine Revolution. Ich hätte mir nie vorstellen können, dass ich mich so frei und gut fühlen konnte wie an diesem Abend. Nach mindestens zehn Jahren zum ersten Mal wieder in einer Disco, noch dazu mit einem Mann, den ich gar nicht kannte! Plötzlich war es ganz real, und es war fantastisch. DAS war verrückt. Und auf eine merkwürdige Art für mich ganz natürlich. Was haben wir alle für komische Vorstellungen in unseren Köpfen, von dem, was uns guttut und was wir wollen. Dabei wissen wir gar nicht, was die Welt alles zu bieten hat. Und wir vergessen, was uns einmal glücklich gemacht hat. Wir schauen wie durch ein Milchglas mit einem winzig kleinen Loch. Für mich kam als Partner immer ausschließlich ein Akademiker in Frage. Jemand, der genauso intellektuell und verkopft sein sollte wie ich. Und vor allem musste immer alles geplant sein, am liebsten auch der Sex. Und jetzt ein Bäckermeister? So spontan??? Nun, der hatte eine ziemlich gute Kondition und kräftige Arme. Klar, der knetet jeden Tag eine Menge Teig ...

**Diese Nacht hat ein Stück meiner Seele geheilt,
von der ich gar nicht wusste, dass sie krank war.**

Ich spürte eine tiefe Lebendigkeit, die mir verloren gegangen war. Und ich wusste: Das bin ICH. Wir haben bis fünf Uhr in der Früh getanzt. Und in dem Hotel hatten wir die restliche Nacht bis zum Frühstück Sex. Ich glaube viermal hintereinander. Life Changing Sex. Es war so ANDERS. Andere Bewegungen, andere Berührungen, ein anderes Gefühl. Und von wegen Etagenbett. Das haben wir gar nicht gebraucht. Ich hatte überhaupt kein schlechtes Gewissen, keine Angst, kein blödes Gefühl, keine Moral, gar nichts. Es war natürlich, das zu tun. In jener Nacht habe ich nach langer Zeit zum ersten Mal wieder gespürt, wer ich wirklich bin. Nämlich jemand, der viel mehr im Körper als im Kopf zu Hause ist. Dass Sex mit einem Fremden so aufregend sein kann, das hätte ich nicht gedacht. Ich hatte bisher nur mit einem Mann geschlafen, und den hab ich dann ja auch geheiratet. Zwölf Jahre lang der gleiche Mann. Und drei Wochen später ein Neuer – gleich am ersten Abend. Darf man das?

Nun, wenn ich es recht bedenke, ich hatte schon vor meiner Ehe viele Begegnungen und Beziehungen mit Männern. Auch fast immer so spontan und auch schnell sehr körperlich, da war damals eigentlich schon alles mit dabei, außer Geschlechtsverkehr im engeren Sinne. Wo fängt eigentlich Sex an und wo hört er auf? Vielleicht hatte ich in dieser Nacht in Hannover gar nichts Neues entdeckt, sondern nur etwas Altes wiedergefunden. Vielleicht passte das viel besser zu mir, als Zwölf Jahre mit demselben Mann zu leben? Solche leidenschaftlichen, spontanen, verrückten Aktionen und Begegnungen geben mir unglaublich viel Energie. Ich bin ja so, ich kann gleich aufs Ganze gehen, brauche keine lange Anlaufphase. Ob jemand passt, erkenne ich sofort. Worauf soll ich denn dann warten? Gebote wie: *Du musst die Männer erst einmal kennenlernen, Du musst Dich am Anfang zurückhalten und gib nicht so viel von Dir preis!* sind nicht für mich gemacht. Was für eine Erleichterung, das zu erkennen!

Diese Nacht im Mai 2005 war für mich der Anfang eines neuen Lebensabschnitts. Das war einfach dran, wollte aus mir herausbrechen. Wieder mehr Lebendigkeit, mehr ICH. Dafür musste ein Teil meines alten Lebens, meines gewohnten Denkens sterben. Ganz natürlich. Quälerei und damit Druck entstehen, weil wir nicht loslassen können.

**Was ist Deine Wahrheit über Beziehungen und Sex?**
**Welche Maske muss bei Dir fallen, was darf bei Dir sterben und was will Neues entstehen? Was ist das, was Dich lebendig und wach macht und Dir Power gibt? Was ist Dein Life Changing Sex?**

*Life Changing*
*Sex*

Mit dem Bäckermeister habe ich den Anfang gemacht. Das war mein erster Life Changing Sex. Und ich wusste, es gibt kein Zurück mehr. Ich wollte gar nicht mehr zurück. Wir waren dann sogar drei Monate zusammen, trafen uns noch öfter, in Hannover, in einer Disco in Berlin, in München. Ich fühlte mich frei obwohl ich gleichzeitig traurig über das Ende meiner Ehe war. Um meine geheimste Lieblingsfantasie in die Tat umzusetzen, brauchte es allerdings noch einige weitere Erlebnisse, Männer, Enttäuschungen und das Überwinden eines ganzen Haufens von Vorurteilen und Ängsten. Wirklich frei zu werden, dauert Jahre.

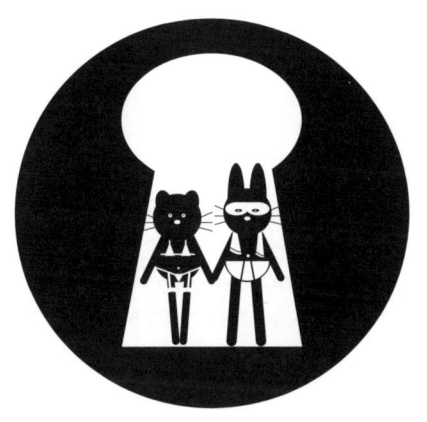

Kapitel 4

# Durchs Schlüsselloch geguckt

# Durchs Schlüsselloch geguckt

**Sexclubs sind ein Spielplatz für Erwachsene. Die Menschen in Erotikclubs legen mehr Wert auf Gesundheit, Hygiene und Respekt als die meisten »Normalos«. Und mehr Spaß beim Sex haben sie auch!**

*»Im Alter bereut man vor allem die Sünden, die man nicht begangen hat.«*
William Somerset Maugham

Ein Besuch im Swingerclub ist etwas, worüber viele Menschen irgendwann in ihrem Leben einmal nachdenken. Nur: Swingen hat immer noch etwas Anrüchiges, Unmoralisches, Schmutziges. Aufgrund von diffusen Ängsten und Vorurteilen setzen selbst viele Neugierige niemals einen Fuß in ein solches Etablissement. Schade. Denn Spaß, Respekt und Hygiene stehen hier ganz oben. Und die Szene wächst. Es ist schwer, konkrete Zahlen zu finden. Eines ist jedoch klar: Der Trend zum »besonderen« Sex ist unaufhaltsam. Manche Statistiken behaupten, dass es mittlerweile an die 2000 Swingerclubs in Deutschland gibt, Erotik-Spaß-Portale wie »Joyclub« haben Millionen Nutzer. Mittlerweile findet man sogar Hotel- und Wellnessanlagen, Kreuzfahrten und Motorradreisen für Swinger. Das Thema *Partnertausch* ist übrigens gar nicht so neu. Erste Medienberichte erschienen bereits 1957 zum Thema »wife swapping« – also Ehefrauentausch – in einem amerikanischen Herrenmagazin. Damals fand so etwas eher im privaten Rahmen oder auf speziellen Partys statt. An die entsprechenden Informationen und Adressen ranzukommen, war früher sicher viel schwerer als heute. Und dennoch ist die Hürde auch heute noch bei den meisten Menschen sehr hoch. Ich kann nur sagen: Traut Euch mal rein! Denn man weiß definitiv erst hinterher, ob es einem gefällt oder nicht. Meine eigene Erfahrung: Der Überraschungsfaktor ist bei allem, was mit Sex zu tun hat, extrem hoch.

Wenn ich etwas will und auf etwas neugierig bin, kann ich mich sehr schnell entscheiden. Manchmal so schnell, dass ich mich über mich selbst wundere. Nachmittags plane ich noch, am Abend den Ernährungsvortrag für den nächsten Tag vorzubereiten, und abends finde ich mich auf einer Matratze mit einem wildfremden Pärchen wieder. Und mit einem Mann, den ich bis zu diesem Nachmittag noch gar nicht kannte. Ich bin von Natur aus neugierig auf alles, was mit Sex zu tun hat. Auch auf Erotikclubs. Das ist sicher nicht jeder. Und die meisten, die ich kenne, sprechen immer nur davon und tun es dann doch nicht. Die trauen sich wahrscheinlich ihr ganzes Leben lang nie in diese mysteriösen Gemäuer.

Viele bleiben lieber bei ihrer theoretischen Meinung darüber, reden sich ein, dass da sowieso nur hässliche Menschen rumlaufen, es unhygienisch ist, man sich dort Krankheiten holt und so weiter ... Doch die Realität ist wirklich, ehrlich und tatsächlich ganz anders! Wahrscheinlich wissen viele einfach nicht, was sie dort erwartet und vor allem, was von ihnen erwartet wird.

**Das erste Mal im Swingerclub? Was ziehe ich an? Welche Schuhe? Was muss ich mitnehmen? Muss ich mich vorher rasieren? Treibt es dort jeder mit jedem, und was ist, wenn ich gar nicht mit allen will??**

**Let's swing!?**

Da hatte ich Glück. Ich bin da mit jemandem hin, der sich gut auskannte und mir vorher alles erklärt hat. Das einzige Risiko für mich war, dass ich IHN nicht kannte. Mein »Erstes Mal« im Swingerclub war gleichzeitig mein erstes Date mit einem Mann, den ich vor dem Eingang zum ersten Mal gesehen habe. Man könnte meinen, das war schon ein ziemlich hohes Risiko. Andererseits, so dachte ich, ist das Risiko, dass jemand etwas mit mir anstellt, was ich nicht möchte, in einem Club wahrscheinlich viel geringer als überall sonst.

Der Tag der Tage war ein Freitag im Januar 2006. Freitag, der 13. Das war mein persönlicher Tag X, und ich war dort mit einem Mann, den ich »Mr. Darkmind« nennen möchte. Er war letztlich derjenige, der mir die Tür zur Erforschung meiner sexuellen Abgründe öffnete. Vorher war ich vergleichsweise brav. Kennengelernt hatte ich ihn über eines der vielen Internet-Dating-Portale. Sein Profil »Darkmind« sprach mich sehr an, denn er schrieb etwas von »Hingabe«, »fallen lassen können« und »starke Hand«. Ich hatte keine Ahnung, was genau er damit meinte, aber es machte mich an. Der Mailverkehr war humorvoll und angenehm, weckte meine Neugier auf diesen Mann. Das Ganze fand zu einer Zeit statt, in der ich sehr viele Vorträge und Seminare hielt und extrem viel unterwegs war. Ich werde diesen Freitagnachmittag nie vergessen, als ich zwischen zwei Seminaren zum Umpacken und Wäschewaschen kurz zu Hause war. An diesem Nachmittag telefonierten wir zum ersten Mal. Mr. Darkmind kam – wie ich – aus NRW und sprach angenehm hochdeutsch. Man weiß ja nie, welcher Dialekt sich hinter einem Internetprofil verbirgt ... Manche Dialekte finde ich persönlich nicht besonders erotisch, und ich lebe ja nun mal in Bayern ... Also, er hat jedenfalls keinen Dialekt gesprochen, klang nett und witzig und war mir auf Anhieb sympathisch. Auf seine Frage, ob ich nicht Lust hätte, ihn am Abend in einen Münchner

Erotikclub zu begleiten, habe ich spontan mit »Ja, klar!« geantwortet. Der Vortrag übers gesunde Abnehmen, den ich eigentlich für den nächsten Tag noch vorbereiten wollte, war mit einem Schlag weit weg. Im Zug würde ich am nächsten Morgen noch ausreichend Zeit dafür haben. Ich war schon immer neugierig, wie ein Swingerclub von innen aussieht und was da wohl alles passiert. Und Mr. Darkmind klang einfach so unglaublich verführerisch und gleichzeitig vertrauenserweckend am Telefon. Wenn, dann mit ihm. Heute.

Es gab auch noch ein paar Dinge zu klären: Was um alles in der Welt sollte ich anziehen?? Für Frauen sei das eigentlich einfach, ich lauschte seinen Worten gebannt durch den Hörer: Am besten schöne Dessous und High Heels! Mal davon abgesehen, dass ich zu diesem Zeitpunkt kein einziges Paar High Heels im Schrank stehen hatte, war ich zuversichtlich. Meine Dessous konnten sich sehen lassen. Und die Vorstellung, mich halbnackt an eine Bar zu setzen, war mir auch nicht unangenehm.

Eine Bekannte von mir hat sich bis heute nicht in einen Club getraut, weil sie sagt, genau das ginge für sie gar nicht. In Dessous irgendwo zu sitzen, wo andere Menschen zuschauen. Eigentlich sei es ja das Gleiche wie mit Bikini an der Strandbar, andererseits ...

Mr. Darkmind klärte mich auf, dass das Outfit bei Männern ein viel größeres Problem sei. Männerunterwäsche sei halt meistens nicht besonders sexy. Eine noch verzwicktere Angelegenheit seien die Schuhe. Turnschuhe? Sandalen? Womöglich mit Socken? Viele würden der Einfachheit halber auf Badelatschen zurückgreifen, was den Erfolg bei den Frauen an dem Abend aber eher verringere. Er selbst trage immer ein Paar schicke Slipper – ohne Socken –, eine schöne Unterhose und ein schwarzes T-Shirt ...

*Auf einmal, mitten im Gespräch wird mir etwas bewusst, nämlich dass ich in eine Welt eintauche, in der die Uhren anders ticken. Ein Moment, in dem ich schlagartig hellwach bin und gleichzeitig alles surreal erscheint ... Und dieses unglaublich intensive Erleben des Moments blieb den ganzen Abend bestehen. Das muss dieser Moment sein, von dem die Meditationsgurus sprechen, wenn man komplett im Hier und Jetzt ist und die Gegenwart erlebt. Genau in diesem Augenblick, nach etwa eineinhalb Stunden Telefongespräch, habe ich zum ersten Mal den Gedanken, dass ich schon ziemlich verrückt sein muss! Ich hänge hier am Telefon mit einem wildfremden Menschen und fachsimpele über die Kleiderordnung im Swingerclub. Diese Gedanken sollte ich an diesem Abend noch des Öfteren haben ...*

*Mr. Darkmind und ich verabreden uns für 20 Uhr. Als ich den Hörer auflege, habe ich noch zwei Stunden Zeit. Und jetzt bin ich richtig nervös! Duschen, frisieren, schminken, umziehen ... Wahnsinn, ist das aufregend!*
*Ich räume alles aus meinem Schrank, was ich finden und brauchen kann, und entscheide mich für meine schwarze Korsage inklusive Stringtanga und ein Paar halbwegs passable, zumindest halbhohe schwarze Pumps. Für heute muss dieses Outfit reichen. Um halb acht steige ich ins Auto. Ich drehe die Technomusik so laut auf, wie es geht. Adrenalin pur schießt durch meine Adern. Aufregung. Erregung. Ich bin sicher, noch nie in meinem Leben so nervös gewesen zu sein. Und ich weiß: Dies ist einer dieser Abende, an die man sein Leben lang zurückdenkt. Momente, in denen die Zeit stillsteht und von denen man hinterher nicht mehr weiß, dauerten sie eine Minute oder eine Ewigkeit?*

*Beim Einparken zittern meine Hände so stark dass ich kaum lenken kann, aber ich treffe die Parklücke dann doch. 20 Uhr. Ich bin pünktlich. Auf die Minute genau. Jetzt bin ich also da. Und er auch! Er sieht genauso sympathisch aus, wie er sich am Telefon angehört hat. Glück gehabt, das funktioniert schon mal, mit ihm traue ich mich da rein. Sein Humor ist auch live noch vorhanden. Wir lachen gleich zusammen, und ich fange an, mich zu entspannen.*

*Wir gehen gemeinsam in den Eingangsbereich und zur Kasse und anschließend in den gemeinschaftlichen Umkleideraum. Es gibt Schränke für die Kleider und für jeden ein blaues Handtuch. Wie im Schwimmbad, beruhige ich mich selbst.*

**Das Erste, was man in einem Swingerclub macht,** *ist, sich an der Bar etwas zu trinken zu bestellen. Im Eintrittspreis sind Getränke unlimited enthalten. Praktisch, denn wohin mit einem Portemonnaie, wenn man halbnackt ist? Wir setzen uns an die Bar und prosten uns zu. Jetzt wird sie wieder ganz laut, die Stimme in meinem Kopf: Susanne, Du bist total verrückt!*

**Das Zweite, was man in einem Swingerclub macht,** *ist essen. Das ist auch im Preis enthalten. Und es schmeckt sehr gut. Es gibt ein riesengroßes Büffet mit allem, was man sich nur wünschen kann. Allerdings kriege ich heute Abend vor lauter Aufregung außer ein paar Shrimps, einem Röllchen Schinken mit Spargel, einem Stückchen Roastbeef kaum etwas runter.*

**Die Leute:** *nett, aufgeschlossen, die meisten sehr freundlich und angenehm. Hätte ich gar nicht erwartet. Von wegen nur dickbäuchige, rückenbehaarte Neandertaler, die meisten sind sogar sehr gut aussehend! Es sind viele Paare da, teilweise* *auch ältere Herrschaften, und niemand ist nur im Ansatz aufdringlich. Man kann sich überall in den gemütlichen Sitzecken niederlassen und in Ruhe essen oder die anderen beobachten, ein wenig rumknutschen und sich von diesem ganz speziellen Flair entführen lassen.*

*Mr. Darkmind begleitet mich nach dem zweiten Glas Weißwein nach oben, in die Etage mit den Matratzenlagern. Aha, hier geht es jetzt also zur Sache.*

*Ich muss dazu sagen, dass ich bis zu diesem Zeitpunkt noch nie zuvor anderen Menschen live beim Sex zugeschaut habe! Das geht wahrscheinlich den meisten so.*

*Sex macht man zu zweit, vielleicht sogar im Dunkeln und ganz sicher ohne Publikum. Live wird es auf einmal viel realer, ganz anders als im Kino oder Fernsehen. Die Menschen hier sind echt, und wenn ich will, kann ich gleich mitmachen. In diesem Moment, als ich das erste Pärchen auf der breiten Matratze in einer Art Käfig sehe, durchflutet es mich: Ein Prickeln ganz besonderer Art, das ich seither noch oft erlebt habe. Wie spannend!*

*Im ersten Stock gibt es viele Räume, verwinkelt, unterschiedlich eingerichtet und dekoriert. Je nach Vorliebe findet man Dschungelflair, orientalisch angehaucht oder Käfige, die wohl das Zuschauen erlauben, aber das Mitmachen anderer einschränken. Überall auf den Matratzen liegen kleine Körbchen mit Kondomen, Kleenex-Tücher-Packungen und kleine Mülleimer. Hier ist für alles gesorgt, es ist sauber und angenehm. Noch ist wenig los, einige Gäste streifen umher und schauen, wo es schon was zu sehen gibt. Das attraktive Pärchen hinter den Gitterstäben hat bereits eine Menge Zuschauer, und ich beobachte fasziniert, wie SIE sich unter seinen Küssen räkelt. So etwas habe ich wirklich noch nie gesehen, zumindest nicht einen Meter vor mir. Wir gehen weiter zum nächsten Raum. Hier gibt sich eine Frau einer ganzen Horde Männer hin, die brav anstehen und warten, bis sie dran sind. Gang-Bang ist nicht mein Ding, das wird mir sofort klar. Wie kann man als Frau SO ETWAS mögen? Spannend finde ich, dass sich niemand an den Zuschauern stört. Die, die wollen, gehen ihrer Lust nach, bei vielen hat man das Gefühl, sie mögen es sogar, beobachtet zu werden. Jeder freut sich an dem Spaß des anderen, und die meisten haben eine Menge davon. Ausnahme: Männer, die allein kommen, müssen sehen, wo sie bleiben. Pärchen oder einzelne Frauen, die über die Gänge laufen, können damit rechnen, dass ihnen eine ganze Traube Männer folgt. Skurril, aber wahr. So ergeht es auch uns, Mr. Darkmind und mir, als wir durch die Räume gehen: Hinter uns laufen sechs Mannsbilder, alle in Shorts und Schlappen und mit einem Handtuch in der Hand. Kein Wunder, dass mein Begleiter nicht allein hierher kommt, denke ich mir, und kann mir ein Schmunzeln nicht verkneifen.*

*Betrunken von diesen ersten Eindrücken gehe ich mit Mr. Darkmind ein Stockwerk höher, dort ist heute das große Dessert-Büffet aufgebaut. Tiramisu, Crème brulée und Mousse au Chocolat in großen Schüsseln sprechen die letzten Sinne an, die jetzt noch nicht geweckt sind. Wir nehmen uns ein Schälchen mit und bestellen einen Cocktail.*

*Ich bin hellwach, sauge alles in mich auf wie eine vertrocknete Wüstenblume. Ist das genial! Was für eine faszinierende Welt, so anders und doch irgendwie vertraut. Wir setzen uns auf eine Couch, reden, lachen und kommen mit einem sehr netten Pärchen ins Gespräch. Die beiden stammen aus Stuttgart und machen ein Wellness-Wochenende in München. Aha. Die Kinder sind bei Großmama. Ich bin so fasziniert von diesem Gespräch, der sinnlichen Atmosphäre, den Menschen – und tauche so vollkommen in diese skurrile Situation ein, dass sich mein Hirn wie abschaltet. Das Nächste, woran ich mich bewusst erinnere, ist, dass ich zwischen Mr. Darkmind und der Frau aus Stuttgart auf einer Matratze liege. Mein Begleiter haucht mir gerade leise ins Ohr, dass er im Club beim ersten Date nie Sex hat, sondern nur fummelt. Der ist ein Profi, gut zu wissen. Eine gefühlte Ewigkeit später – wahrscheinlich sind es nur zehn Minuten – frage ich mich, wie spät es wohl sein mag. Fast vergessen, doch da ist sie wieder: meine Vernunft! Schließlich muss ich morgen um halb sechs aus dem Haus, mit dem Zug nach Münster, wo ich in der Uni 250 Apothekern erzähle, wie man am effektivsten abnimmt – ach herrje, ich habe den Vortrag ja noch nicht vorbereitet! Koffer gepackt habe ich auch noch nicht. Und meine Kleider liegen vor dem Schrank, nachdem ich eben alles wahllos ausgeräumt hatte. In diesem Augenblick habe ich das Gefühl, über meinem Körper zu schweben. Ein Teil von mir liegt auf der Matratze und schmilzt regelrecht dahin unter den Berührungen mehrerer Menschen, die ich gar nicht kenne. Ein anderer Teil von mir hat kurzfristig seinen Kopf wieder eingeschaltet, das Gehirn übernimmt die Regie, beobachtet das Menschenknäuel und fragt mich: Susanne, was tust Du hier???*

*Die Antwort auf diese Frage kommt mir dann irgendwann am nächsten Tag im Zug zwischen Dortmund und Hamm: Ich lebe! Ich habe etwas entdeckt, was definitiv mein Ding ist, was mich total anmacht, etwas, von dem ich selbst in meinen kühnsten Träumen nicht gedacht hätte, dass es mich so sehr fasziniert. Und dass das erst der Anfang ist, wird mir auch klar. Ich habe eine neue Welt betreten, wie Alice im Wunderland.*

Das muss nicht heißen, dass so etwas allen gefällt. Doch wenn man es nie ausprobiert, kann man es nicht wissen. Definitiv nicht. Ich wusste es jedenfalls vorher nicht. Vielleicht haben viele Menschen einfach Angst, sich in so einem Club »irgendwas zu holen«. Die hatte ich eigentlich gar nicht, ich bin aber auch sonst kein ängstlicher Mensch. Doch für alle, denen dieser Gedanke im Kopf herumschwirrt, sei gesagt:

Swinger sind sehr auf Hygiene und Gesundheit bedacht und gehen in der Regel viel verantwortungsvoller mit dem Thema um als »Normalos«. Wer sich »draußen« verliebt und nach dem dritten Date – oder womöglich gleich am ersten Abend – mit einem bis dahin Fremden in die Kiste steigt, weiß auch nicht, wer der andere ist und was der so alles »hat«. Die Leute wissen es oft selbst nicht! Das Wichtigste im Club ist, dass man selbst auf Hygiene achtet, vorsichtig bei jeglichem Austausch von Körperflüssigkeiten mit Fremden ist und nichts tut, was man nicht möchte.

---

### Eine klare Regel unter Swingern lautet:

Ein Nein ist ein Nein!

---

Und daran halten sich in der Regel auch alle. Wer Kontakt mit jemandem aufnehmen und mitmachen möchte, berührt ihn am Arm, und es steht der berührten Person frei, die fragende Hand anzunehmen oder zurückzuweisen. Wie weit man gehen möchte, entscheidet jeder selbst. Höflichkeit von beiden Seiten ist oberstes Gebot. Es gibt überall Duschen, Handtücher und Kondome und es ist für alle selbstverständlich, diese auch zu benutzen. Wenn man sich seiner letzten Kleidungsstücke entledigt hat, setzt oder legt man sich mit dem nackten Po am besten auf ein Handtuch. Wer Angst vor AIDS hat, dem sei gesagt, dass diese Krankheit in den europäischen Ländern viel weniger verbreitet ist als beispielsweise Hepatitis. Das größte Krankheitsrisiko in Sexclubs liegt darin, sich einen Pilz oder eine bakterielle Infektion einzufangen, und das kann mit Kondomen so gut wie vollständig verhindert werden. Man sollte sich auch überlegen, ob man eine fremde Person küssen oder mit ihr oral in Kontakt treten will, denn auf diese Weise können bereits Viren und Bakterien übertragen werden. Schützen kann man sich gegebenenfalls auch hier mit Kondomen oder indem man sich einfach auf Tätigkeiten beschränkt, die keinen Austausch von Körperflüssigkeiten beinhalten, wie zum Beispiel Massieren und Streicheln. Dann ist man auf der ganz sicheren Seite. In guten Clubs gibt es Großpackungen Massageöl oder Körperlotion, damit kann man viel Freude haben. Für den Oralverkehr mit einer fremden Frau gibt es übrigens für diejenigen, die auf Nummer sicher gehen wollen, anstelle von Kondomen sogenannte »Lecktücher«. Andererseits finde ich, man sollte sich auch nicht zu viele Gedanken machen, sonst bleibt der Spaß auf der Strecke. Viele Leute haben im Club übrigens bewusst keinen Geschlechtsverkehr im engeren Sinne mit Fremden, und das wird auch nicht erwartet. Was hingegen gefordert wird, ist ein hohes Maß an Hygiene. Vorher und gegebenenfalls auch zwischendurch zu duschen, ist ein Muss, saubere Kleidung, Handtücher und Körperpflege ebenso. Intimrasur wird nicht zwingend erwartet, von vielen aber gewünscht. Wobei es natürlich jedem überlassen bleibt, ob man Fremde überhaupt in diese Zonen vordringen lässt. Die meisten Gäste eines Clubs sind übrigens Paare, und man kann sich sicher sein, dass Gesundheit, Hygiene und Respekt für jeden anderen genauso wichtig sind wie für einen selbst. Ich persönlich glaube, dass Leute, die regelmäßig in Sexclubs gehen, insgesamt gesünder sind als andere. Zumindest diejenigen, die dort auch »zum Zuge« kommen. Einfach, weil sie freier sind, entspannter mit Sexualität umgehen und viele ihrer Fantasien ausleben. Und weil sie um das Risiko wissen und daher achtsamer mit ihrem Körper umgehen.

Wahrscheinlich haben sie seltener Depressionen und Herzinfarkte, weil sie immer wieder eine Quelle von Energie und Glück anzapfen, die den meisten Menschen verborgen ist. Und sind zufriedener, weil sie leben, wer sie sind und sehr effektiv »Druck ablassen« können. Sowas wäre mal eine interessante Studie, die leider noch niemand in Auftrag gegeben hat.

**Orgasmatic!**

**Wie hoch ist das Risiko tatsächlich im Vergleich zum Gewinn, sich sexuell auszudrücken und unseren wichtigsten Glückskanal frei zu machen?**

Ich habe in diesem und anderen Clubs definitiv einige der genialsten, schönsten und glücklichsten Abende und Nächte meines Lebens verbracht. Dabei wurden mehr Glückshormone ausgeschüttet, als mein Immunsystem je verwenden kann. Was mich so sehr fasziniert: Jeder Abend ist vollkommen anders. Man weiß nie, wer da ist und worauf man selbst (und andere) Lust hat und was sich entwickelt. Wer sich darauf einlässt, kann nur gewinnen …

Kapitel 5

# Geil sein erlaubt!

# Geil sein erlaubt!

**Wer beim Sex zusammen mit seinen Kleidern die Masken der Moral und Angst ablegt, dem eröffnen sich neue Welten. Wenn die Menschen im Bereich von Sexualität mehr be*fried*igt wären, gäbe es weniger Kriege auf der Welt!**

*»Die Sünde ist die Erfindung von unglücklichen Menschen, die nicht ertragen konnten, dass es anderen gut geht.«*
Lady Maria in *24/7 – The Passion of Life*

Das Erleben der Welt der Erotik ist für mich auch heute immer wieder ein echtes Ereignis. Egal ob Club, Party, Messe oder private Zusammenkunft. Jedes Mal aufs Neue fühle ich mich, als würde ich in eine neue Welt eintauchen, in eine verwunschene Märchenlandschaft, in der Uhren und Menschen anders ticken. Es ist jedes Mal anders, man kann vorher keine Vorstellung davon haben, was passiert. Jeder Club ist anders, und die Menschen sind auch jedes Mal andere. Das ist vielleicht der ganz besondere Reiz. So ein Abend ist nicht planbar. Ich liebe es, in diese anderen Welten einzutauchen … Bin ich deshalb unnormal? Muss ich mich schämen, weil ich so etwas mag? Letztlich habe ich es einfach ausprobiert. Weil ich es wollte und die Neugier größer war als alles andere. Für mich sind Clubbesuche ganz normal, so wie andere Leute eine Kreuzfahrt buchen. Ich bin mir sicher, wenn die Menschen unbefangener mit dem Thema Sexualität umgehen könnten und in diesem Bereich mehr Befriedigung (im wahrsten Sinne des Wortes) erleben würden, gäbe es weniger Kriege auf der Welt … Ab und zu das Hirn auszuschalten und sich komplett von dieser einzigartigen erotischen Stimmung einfangen zu lassen, ist ein Erlebnis, das Sinne und Geist auf eine ganz besondere Art öffnet. Es macht friedlich. Das ist so ähnlich, wie wenn wir früher als Kinder eine große Kirmes besucht haben. Ich war immer so aufgeregt, wenn wir auf die große Herbstkirmes zu meiner Oma gefahren sind, und konnte mich kaum entscheiden, auf welches Karussell ich zuerst wollte. So ähnlich geht es mir heute im Sexclub und auf Sexpartys. Nur ein bisschen anders. Kirmes für Erwachsene. Deshalb sprechen Insider ja auch von »miteinander spielen«.

Ich muss allerdings auch zugeben: Am Anfang meiner sexuellen Forschungen habe ich durchaus den einen oder anderen Kulturschock erlebt. Wenn man auf einmal Dinge live sieht, die man sich sein Leben lang nur vorgestellt hat, kann das im ersten Moment auch schon mal verstörend sein. Doch eins nach dem anderen, diese Geschichte kommt im nächsten Kapitel: Hier das Vorspiel.

In diese *Szene* muss man erstmal reinkommen. Ich meine die nichtkommerzielle Sexszene, die Clubs und Partys, wo sich Swinger, Fetischliebhaber, Sadomasochisten und alle möglichen anderen unkonventionell denkenden Menschen treffen. Wie geht das, wenn man keine Ahnung hat, niemanden kennt und eine Frau ist? Man braucht vor allem Mut! München ist eine Großstadt, und heutzutage gibt es Internet. Herauszufinden, wann und wo ein passender Event stattfindet, ist nicht so schwer. Und herzlich willkommen ist man dort auch. Als Frau erst recht. Doch das wusste ich natürlich nicht, und dann wirklich hinzugehen, war echt eine Herausforderung.

**Kann man zu einer Fetisch- oder Sado-Maso-Party einfach so hineingehen? Und noch dazu allein? Als Frau???**

*Ja oder Nein?*

Ich konnte. Meine Neugier war damals größer als meine Angst. Und meinen Wunsch, endlich einmal zu erleben, worüber ich bisher höchstens gelesen hatte, konnte nichts mehr zurückhalten. Was ich dann als erstes ausfindig machte, war eine Fetischparty in einer Münchner Disco. Mein Besuch im Swingerclub mit Mr. Darkmind hatte mir Mut gemacht, den nächsten Schritt zu gehen. Dort waren ganz normale Menschen gewesen, also würde das auf dieser Party auch so sein. Nur vielleicht etwas anders gekleidet. Hier herrschte nämlich strikter Dresscode: Lack, Leder, Latex, Gummi, crazy.

In der Großstadt gibt es natürlich auch dafür die passenden Shops, und ich habe mir erstmal ein Outfit gekauft. Ich hatte so einen Laden vorher noch nie betreten, an diesem Dienstagnachmittag war Premiere. Der Besitzer und eine Angestellte, beide in schwarzem Leder gekleidet, waren sehr nett und berieten mich gut, ich probierte einiges aus. Ein schwarzes Latexkleidchen mit Spitze, schwarze Lackstiefel und natürlich ein Halsband waren schließlich meine Wahl. »Gut ausgewählt. Du wirst eine Menge Spaß haben auf der Party, meine Sklavin und ich kommen auch«, ermutigte mich der Besitzer noch zum Abschied. Aha, er und seine Sklavin. Ein wenig schmunzeln musste ich da schon. Dass man im Laden geduzt wird, ist normal. Wow, war ich jetzt aufgeregt! Noch vier Tage!

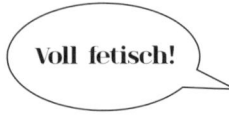

*Voll fetisch!*

**Was passiert eigentlich auf einer Fetischparty?**
**Was kann man dort erwarten?**
**Wer geht da hin?**

Irgendwie hat jeder schon einmal von Fetischismus gehört, aber was sich im Detail dahinter verbirgt, weiß kaum jemand. Ein Fetisch ist ganz allgemein ein Objekt sexueller Begierde, also etwas, das sexuelle Lust auslöst. Was man vielelicht kennt, ist Fußfetischismus oder ein Faible für Gegenstände. Das kann alles Mögliche sein. Bestimmte Kleidung wird von vielen Menschen als Fetisch empfunden, das fängt an mit High Heels und Nylons und geht über Leder und Latex bis hin zu Gummi. Das Gefühl von engem Latex auf der Haut ist schon unglaublich, es ist eng und glitschig, weil man schwitzt wie verrückt. Und genau das ist es, was die Leute geil macht. Letztens hat ein Freund mir einen Link einer Community von Wollfetischisten weitergeleitet. Diese Menschen macht es an, in Ganzkörper-Strickanzügen herumzulaufen oder zu schlafen. Es mag für manche sehr befremdlich klingen, wenn jemand von Wolle geil wird, sich in seine Gummiente verliebt oder allein beim Anblick von Metallhandschellen erotische Gefühle erlebt. Doch ungewöhnliche sexuelle Vorlieben sind viel weiter verbreitet, als man gemeinhin denkt. Leider gibt es keine Statistiken oder Zahlen über die Verbreitung von Fetischen, aber ich vermute, die Dunkelziffer ist extrem hoch! Wer gibt schon ehrlich zu, dass er von Windeln, Gummimasken oder 17-Zentimeter-High-Heels träumt? Der gleiche Freund, der mir diese Wolle-Infos geschickt hat, steht übrigens auf Badeschaum und alles, was glitscht. Mit ihm habe ich schon Schaum- und Duschorgien veranstaltet. Das hat was.

Auf einer Fetischparty geht es aber weniger um die Objekte sexueller Begierde, hier steht vor allem die Kleidung im Vordergrund. Sehen und gesehen werden, Tanzen, Spaß haben. Straßenkleidung, Jeans und T-Shirt sind tabu, hier kommt nur rein, wer Fantasie beweist. Je ausgefallener desto besser. LLL, also Lack, Leder und Latex, ist Standard. Sehr beliebt sind auch Transvestiten, Dragqueens, Uniformierte und Leute mit Taucherbrillen und Gasmasken. Eigentlich ist es ein wenig wie Fasching, nur dass die meisten Kostüme schwarz oder rot sind, glänzen und wichtige Körperstellen manchmal bewusst NICHT bedecken.

Ich bin also auf diese Party gegangen. So aufgeregt war ich lange nicht mehr. Na ja, seit dem Besuch im Swingerclub, das war immerhin schon ein paar Monate her. Im Auto auf der Hinfahrt war ich stolz: Wieder konnte ich mir einen Wunsch erfüllen, eine Sehnsucht, die ich viele Jahre lang versteckt und unterdrückt hatte. Jetzt war alles auf einmal zum Greifen nah. Wie wird das wohl sein? Welche Menschen werde ich dort treffen? Was wird passieren? Ich fühlte mich mutig und inspiriert. Vorfreude ist doch etwas Wunderbares, und wenn sie hinterher noch übertroffen wird, umso besser. Ich war natürlich viel zu früh, fand einen Parkplatz direkt vor der Tür. Umziehen konnte man sich vor Ort, Gott sei

Dank, denn ich wusste nicht, ob man in Fetischkleidung Auto fahren darf. Wobei ich das später auch gemacht habe, aber das ist ein anderes Thema. Ich bin dann rein und war glücklicherweise nicht die Erste. Im Umkleideraum kam ich mit einem sehr netten Pärchen ins Gespräch, und nach meinem Geständnis, das erste Mal und noch dazu allein da zu sein, haben die beiden versprochen, ein wenig auf mich aufzupassen. Ich konnte aufatmen und mich langsam entspannen. Alles gut! Drinnen war noch nicht viel los, doch ein paar Gestalten erregten sofort meine Aufmerksamkeit. Wie genial, was Leute sich hier trauen, mit welchen Klamotten die rumlaufen! Schrill, glänzend, außergewöhnlich, teilweise alles versteckend, teilweise so freizügig, dass ich kaum hingucken konnte. An der Bar sitzend, den ersten Prosecco in der Hand, habe ich mich erstmal in Ruhe fasziniert umgeschaut. Und mich langsam entspannt ... Da war er wieder, dieser Moment, in dem sich einfach mein Hirn abschaltet, wie in einer Meditation ... Ich nehme alles glasklar wahr, bin hellwach und doch in einer anderen Welt ...

*Auf einmal kommt ein Typ auf mich zu, bekleidet mit einer Ledermaske, aus der nur Augen, Nasenlöcher und der Mund herausschauen, und einer Lederhose, die die Pobacken freilässt. Er drückt mir eine kleine Peitsche in die Hand fragt mich höflich, ob er meine Stiefel ablecken darf, während ich ihm den Hintern versohle. Mir fällt fast der Prosecco aus der Hand, und noch bevor ich Ja oder Nein sagen kann, geht der Typ vor mir in die Knie, nimmt meinen rechten Fuß und leckt über die Stiefelspitze. »Du musst ihn jetzt hauen«, ermuntert mich die Frau aus der Umkleide, die versprochen hat, sich um mich zu kümmern. Sie schaut ziemlich belustigt zu mir herüber. Etwas unbeholfen beuge ich mich nach unten und schlage auf seine nackten Pobacken. Offenbar gefällt dem Fußlecker das, denn er murmelt »Danke« und leckt weiter. Das ist ein komisches Gefühl, ich spüre seine Zunge durch den dünnen Stiefellack, als er sich langsam zu meinem Knie hocharbeitet. Weiter lasse ich ihn allerdings nicht. Meinen nackten Oberschenkel kriegt der nicht, das ist mir dann doch unangenehm. Ich haue ihn noch ein wenig, eher amüsiert als erregt, bis dann ein sehr netter, grinsender Mann auf mich zukommt und mich erlöst. »Hallo, ich bin Robert!« Robert leitet in München den SM-Stammtisch SMIGO und hat mich gleich als »Neue« erkannt. Er ist neugierig, wer ich wohl bin. Frauen alleine auf solchen Partys sind selten. Das Gespräch mit Robert sowie auch der restliche Abend verlaufen sehr angenehm und spannend. »Gespielt wird hier weniger«, klärt Robert mich auf, das sei eher eine Party zum Tanzen. Auch gut, das tue ich liebend gerne. Wenn ich mehr SM erleben will, soll ich mal mit ins Kitty kommen, das ist ein angesagter Club. Robert lädt mich auch ein, den Stammtisch zu besuchen. Münchner SMler treffen sich dort mehrmals im Monat zum Quatschen und zum Austausch von allem, was mit SM zu tun hat. Klar, da will ich hin. Das nächste Treffen ist gleich nächste Woche. Meinen Stiefellecker sehe ich später an der Bar. Er zieht den ganzen Abend seine Maske nicht aus, sein Gesicht bekomme ich nicht zu sehen. Aber er winkt mir beim Tanzen freundlich zu. Ich spreche noch mit einigen anderen Leuten, kann gar nicht genug kriegen von Infos direkt aus erster Hand. Spannend finde ich auch eine Frau, die komplett, inklusive Stiefeln, Maske und einer dicken Halskrause, in Latex gekleidet ist. Was sie denn macht, wenn sie aufs Klo muss, frage ich ganz unbedarft. Dafür gibt es einen Reißverschluss, klärt sie mich auf, sie zieht diese Klamotten erst morgen früh wieder aus. Ich vermute, dafür stellt sie sich gleich in die Badewanne, weil ihr das Wasser bis zu den Knien steht …*

Mein Fazit dieses Abends: Mehr davon! Auf eine ganz eigene Weise habe ich mich wie zu Hause gefühlt zwischen diesen sehr modernen und freizügigen Menschen, die so ungehemmt ihre Gelüste ausleben. Für den Einstieg perfekt. Der nächste Schritt: zu Roberts Stammtisch gehen und dann vielleicht einmal in diesen Kitty-Club. Wenn es dort noch mehr zur Sache gehen sollte, wollte ich da hin! Meine Neugier war nicht mehr zu bremsen. Meine Maske war gefallen. Ich war nicht so nett und harmlos wie ich immer dachte. Und erst recht nicht brav. HIER fühlte ich mich zu Hause. Hier, wo es alles andere als moralisch zuging und Menschen ihr wahres Gesicht zeigten, und ihre Gelüste von Dominanz, Unterwerfung und andere erotische Vorlieben auslebten.

Vielleicht an dieser Stelle eine kleine Begriffserläuterung: Menschen, die sadomasochistische Spielarten lieben und praktizieren, werden allgemein SMler genannt, und es gibt alle Kombinationen der verschiedenen Vorlieben. Manche mögen das Spiel mit Schmerz, bei anderen spielt das gar keine Rolle. Meistens bezeichnet man denjenigen, der aktiv ist, als »Dom« und den passiven als »Sub«. Die Sadisten lieben es, anderen Schmerzen zuzufügen, die Masochisten wenn sie selbst Schmerz erleben. Was ich in diesem Kontext übrigens schnell gelernt habe: Masochisten gehen auch nicht gern zum Zahnarzt. Der Schmerz muss wohldosiert und an den richtigen Stellen entstehen, damit die körpereigene Endorphinausschüttung wie ein Drogenrausch wirken und die Lust steigern kann. Schmerzen in der passenden Intensität und Dauer bei einem anderen Menschen zu erzeugen, sodass er »fliegen« kann, ist eine echte Kunst. Das muss man lernen, und es erfordert großes Können und vor allem viel Aufmerksamkeit des Doms. Das hat überhaupt nichts mit einfach draufloshauen zu tun. Andere stehen mehr auf das Spiel mit Dominanz und Unterwerfung. Das findet meistens weniger auf einer körperlichen als viel mehr auf einer psychologischen Ebene statt. Es kann sowohl einen Kick geben, einen anderen Menschen zu kontrollieren, als auch, die Kontrolle einmal komplett abzugeben. Dominanz und Submission wird häufig mit Fesseln und Zufügen von Schmerzen kombiniert, zum Beispiel als Bestrafung. Was natürlich spielerisch inszeniert wird. Das alles kann man auch mit dem Einsatz von Fetischen verbinden, beispielsweise mit bestimmter Kleidung. Bondage, das kunstvolle Fesseln, hat in manchen Kulturen, zum Beispiel in Japan, eine lange Tradition. Man kann es richtig lernen, sodass es sehr ästhetisch aussieht, und die gefesselte Person erlebt dadurch höchste Lust. Auch das muss so gemacht werden, dass einem die Glieder nicht einschlafen, sonst ist es schnell vorbei mit der Extase. Es gibt eine riesengroße Bandbreite von Möglichkeiten, diese Neigungen auszuleben. Von: Augen mit einem Schal verbinden bis hin zu 24/7. Letzteres bezeichnet SM-Beziehungen, in denen die Partner 24 Stunden am Tag und 7 Tage die Woche in ihren Rollen leben, also ständig. Manche Paare verfassen einen richtigen Sklavenvertrag, in dem die DOs und DONTs festgehalten werden. Dieser hat juristisch allerdings keine Relevanz. Ich persönlich tue mich schwer mit der Vorstellung, wie so etwas in der Praxis umgesetzt werden kann. Aber das muss ich im Detail auch nicht wissen. Wichtig ist: Alles geschieht grundsätzlich im gegenseitigen Einverständnis und in einem klar abgesteckten Rahmen. Jeder kann das Spiel jederzeit abbrechen, dafür gibt es ein sogenanntes Safe-Word (Sicherheitswort) Wenn der Sub das ausspricht, ist das Spiel vorbei. Häufig wird die Ampelvariante mit grün/gelb/rot verwendet, um dem Dom etwas mehr Spielraum zu geben. Diese Spiele funktionieren nur, wenn beide dadurch erregt werden und ihre jeweilige Rolle genießen können. Auch wenn es oberflächlich anders aussieht, letztlich hat der Sub die Kontrolle, denn er bestimmt die Grenzen und Spielregeln. Die Rolle als Sub ist auch definitiv die »einfachere«, weil dieser meistens nicht viel tun muss bzw. kann.

Das alles erfordert sehr viel Vertrauen zueinander und wird selten im Rahmen von One-Night-Stands, sondern meistens in längerfristigen Beziehungen praktiziert. Manche Menschen haben sadomasochistische Fantasien schon in der Kindheit, andere kommen durch einen Partner mit dem Thema in Berührung. Es gibt kaum konkrete Zahlen darüber, wie viele Menschen sich zu diesen sexuellen Spielarten hingezogen fühlen, aber die Dunkelziffer ist auch hier sicher extrem hoch. Ich habe einmal gelesen, dass Schätzungen zufolge 10 bis 25 Prozent der Bevölkerung in Industrienationen sadomasochistische Neigungen haben. Manche sagen aber auch, die Zahlen liegen zwischen 10 und 90 Prozent. Glaube keiner Statistik, die Du nicht selbst gefälscht hast ... Meine ganz eigene Quelle: Wenn ich zehn Freunden und Bekannten davon erzähle, gucken drei bis vier sehr neugierig, einer verzieht angeekelt das Gesicht und der Rest interessiert sich nicht dafür. Die meisten, die ich in dieser Szene kennengelernt habe, egal ob Männer oder Frauen, sind auf diese Spielarten durch einen (Ex-)Partner neugierig geworden und haben festgestellt, dass es ihnen Spaß macht und sie mehr davon haben wollen. Schwierig wird es allerdings, wenn einer diese »Neigung« bei sich entdeckt und der andere damit nichts anfangen kann. So wie ich es ja auch erlebt habe. Dann stellt sich mittelfristig tatsächlich die Frage, ob man als Paar weiter zusammenbleibt und der eine sich einen »Spielpartner« sucht, was übrigens viele tun, ob man sich lieber komplett einem neuen Partner zuwendet oder ob man seine Wünsche weiter unterdrückt. Letzteres macht wenig Sinn. Wenig sinnvoll ist auch, den anderen »bekehren« zu wollen, wenn er nicht neugierig ist. Wie heißt es so schön in einem meiner Lieblingsbücher zu diesem Thema (Kathrin Passig & Ira Strübel: *Die Wahl der Qual*): »Es steckt nun mal nicht in jedem Schwulen ein Hetero und in jedem Vegetarier ein Metzger.«

**Was Du tun kannst: Mach Deinen Partner neugierig! Probiert spielerisch etwas Neues aus. Wie kann ein Spiel aussehen, das Euch beiden gefällt?**

---

## Was genau ist eigentlich SM?

Wir haben es hier mit mehreren Begriffen zu tun, die unterschiedliche sexuelle Neigungen beschreiben. Am häufigsten begegnen einem die Begriffe *Sadomasochismus, BDSM und Bondage*.
Meistens spricht man zusammenfassend von *BDSM*.
Dieses Akronym setzt sich aus folgenden Wörtern zusammen:
- *B & D Bondage and Discipline* (Fesselung und Disziplinierung)
- *D & S Dominance and Submission* (Beherrschung und Unterwerfung)
- *S & M Sadism and Masochism* (Sadismus und Masochismus)

# »Gesund ist, was gefällt!«

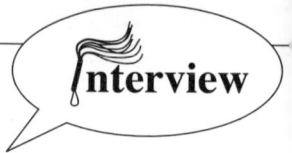
Interview

**Interview mit Dr. Georg G., Arzt und Therapeut an einer der größten psychiatrischen und psychotherapeutischen Kliniken Deutschlands.**

**Was sagt ein Arzt und Therapeut zum Thema SM und Fetisch?**
Als Mediziner sieht man das natürlich unter dem pathologischen Gesichtspunkt, sprich: was ist krankhaft und was nicht. Fakt ist: Sadomasochismus und Fetischismus sind im ICD-10 und im DSM-4 aufgeführt. Das sind die zwei derzeit weltweit gültigen Kriterienkataloge aller körperlichen, psychischen und psychiatrischen Erkrankungen. Als krankhaft im DSM-4 gelten Sadismus oder Masochismus, wenn sie ohne Zustimmung (»nonconsenting«) des Partners ausgeübt werden oder zu erheblichem Leiden bei sich selbst oder zu sozialen Problemen führen. Eigentlich heißt das: Solange man einvernehmlich und aus freiem Willen solche Dinge tut, alles gut. In der Praxis wird das leider oft noch nicht so verstanden.

**Es gibt Kataloge mit sexuellen Absonderlichkeiten? Was steht da noch drin?**
Wir arbeiten in Deutschland vor allem mit dem ICD-10, herausgegeben von der WHO. Dort findet man unter dem Kapitel F65 verschiedene Störungen der Sexualpräferenz, sogenannte Paraphilien. Diese Auflistung sagt nicht direkt etwas darüber aus, ob man krank ist oder nicht, sondern beschreibt die verschiedenen Phänomene lediglich und kategorisiert sie. Man sollte auch wissen, diese Einteilung ist nicht gerade aktuell, sondern basiert auf Einschätzungen des deutschen Psychiaters und Gerichtsmediziners Richard von Krafft-Ebing aus dem Jahre 1886. Sein Werk »psychopathia sexualis« fasste erstmalig alles zusammen, was beim Sex als »nicht normal« galt. Damals gehörten auch Oralverkehr, Masturbation und Homosexualität zu den sexuellen Störungen. Man sollte meinen, da hat sich einiges geändert seitdem … Homosexualität wurde übrigens erst 1991 aus dem ICD-10 als Krankheit gestrichen!

**Wo ist die Grenze zwischen »stinknormal« und »grob abartig«? Gibt es überhaupt eine?**
Die Grenzen sind fließend. Und sie werden nicht von Medizinern bestimmt, sondern aus meiner Sicht zum einen von der Gesellschaft und zum anderen von der Person selbst. Ich würde das so sagen: Für einen Menschen ist Sexualität dann krankhaft, wenn sie für ihn selbst Krankheitswert hat, also wenn er darunter leidet. Das kann sein, weil es unerfüllte Wünsche sind oder weil es durch diese

Wünsche zu Problemen im Alltagsleben kommt, im Sozialleben, in der Partner-suche oder auch in der Beziehung zum Partner. Möglicherweise können sexuelle Triebe auch forensische Auswirkungen haben, das bedeutet, dass man mit dem Gesetz in Konflikt kommt. Oder eben, dass sie gesellschaftlich einfach in keinster Weise akzeptiert sind. Pädophilie war beispielsweise im alten Rom mehr oder weniger normal. Wenn man Geschichten über manche Kaiser liest, die waren häufig jungen Knaben zugeneigt, und das wurde damals nicht geächtet. Auch die alten Griechen sind für ihre Knabenliebe bekannt. Heutzutage ist das so ungefähr die am meisten geächtete sexuelle Abweichung, die es gibt.

**Aus gutem Grund!**
Ja, natürlich. Daran sieht man aber, das wird letztlich durch die Gesellschaft be-stimmt. Es gibt so gut wie keine Anlaufstellen für pädophil veranlagte Menschen, und die leiden selbst ja am allermeisten darunter, weil sie nicht wissen, wie sie ihren Druck loswerden können oder wen sie überhaupt um Hilfe bitten können. Natürlich können sie zum Arzt gehen und sich behandeln lassen, doch der Arzt kommt dann unter Umständen in Konflikt mit der Schweigepflicht. Behandeln kann man das psychotherapeutisch oder medikamentös, der Trieb wird dann gedämpft. Ein sehr heikles Thema.

**Nicht überall. Ich habe einmal über ein Naturvolk gelesen, bei dem die Jungs ins Erwachsenenleben eingeführt werden und Sexualität lernen, indem sie die älteren Jungen sexuell bedienen. Sozusagen als Initiation.**
Das habe ich noch nicht gehört, kann aber sein, das ist ja so ein Thema mit den Initiationsriten. Bei uns drückt man den Jungs mit 18 einen Hunderter in die Hand, damit sie zum ersten Mal ins Bordell gehen können … Das ist ja auch nur von der Gesellschaft bestimmt.

**Bleiben wir einmal bei SM. Was ist da noch normal? Manche haben schon Angst, wenn sie sich die Augen verbinden lassen, andere lassen sich fes-seln und schlagen, bis sie blaue Flecken haben …**
Es kommt immer darauf an: Leide ich darunter oder der andere oder leidet die Partnerschaft darunter? Das kann bereits passieren, wenn der andere nicht mit-machen möchte und meine Wünsche ablehnt, beispielsweise mich zu schlagen. Dann habe ich ein Problem, weil ich den Trieb nicht ausleben kann. Die Grenze zum Krankhaften ist da erreicht, wo das Ganze Probleme bereitet. Entweder mir selbst oder meinem Partner oder in meinem Sozialleben. Normal ist ansonsten

alles, was zwei Menschen miteinander tun, die es beide tun wollen, und das kann alles Mögliche sein. Deshalb gilt im SM-Bereich immer die Grundregel: *safe, sane, consensual – sicher, mit gesundem Menschenverstand, einvernehmlich!*

**Ich glaube ja, wenn man seine Triebe an der richtigen Stelle auslebt, ist das sogar aktiv gesund. Sie zu unterdrücken hingegen, macht krank.**
Die Unterdrückung von Trieben bereitet auf jeden Fall Probleme. Nach Sigmund Freud gehen von der Norm abweichende Verhaltensweisen auf nicht gelöste Konflikte und Probleme in der frühkindlichen Entwicklung zurück. Zum Beispiel ein Scheitern der Auflösung des Ödipuskomplexes in der ödipalen Phase.

**Ähm, was genau ist die ödipale Phase?**
Diese spielt sich zwischen dem vierten und sechsten Lebensjahr ab. Als Junge ist man erst in die Mutter verliebt, dann erlebt man den Vater als Rivalen, Ödipus in der klassischen Sage hat ihn ja sogar umgebracht. Mutterliebe ist ein Riesenthema. Wenn dieser Konflikt nicht gelöst wird, also zum Beispiel der Junge sich nicht von der Mutter löst und sich mit dem Vater identifiziert, kommt es laut Freud zu solchen Abweichungen. Liebe ist so stark, dass sie immer einen Weg findet, und sei er noch so ungewöhnlich.

**Gibt es da auch neuere Ansätze? Vielleicht sind das ja gar keine Fehlentwicklungen, sondern einfach ganz natürliche Wünsche: Ein Mensch mit viel Kraft und Testosteron, der haut vielleicht gern einfach mal irgendwo drauf?**
Freuds Lehre ist in vielen Punkten immer noch sehr aktuell. Er sagt zum Beispiel: In jedem Menschen sind alle Anlagen und Potenziale vorhanden, und das sogenannte Über-Ich versucht im Laufe des Lebens, eine Balance zu halten, abhängig davon, in welcher Gesellschaft ein Mensch aufwächst und wie er erzogen wird. Manche Triebe, die nicht gesellschaftskonform sind, werden sehr früh unterdrückt. Laut Freud hat beispielsweise jeder Mensch einen homosexuellen Trieb in sich, aber das ist gesellschaftlich nicht akzeptiert, und deshalb unterdrückt das Über-Ich diesen wieder.

**Hm, dann könnte man ja fast vermuten, in Gesellschaften, in denen es akzeptiert ist, gibt es mehr Homosexuelle und »Perverse«?**
Bei uns hat man tatsächlich den Eindruck. Zumindest trauen sich immer mehr Menschen, dazu zu stehen, weil sie nicht mehr befürchten müssen, von der Gesellschaft geächtet zu werden und beispielsweise ihren Job zu verlieren. Im

Bereich SM ist das aber noch sehr unterschwellig. Wenn man mal genauer hin-schaut, wie oft SM-Themen in Filmen vorkommen, wie häufig gefesselte Frauen gezeigt werden oder jemand, der in Handschellen abgeführt, eingesperrt und geschlagen wird … – dann sind diese Themen eigentlich überall sichtbar. Sie scheinen ja die Fantasie sehr vieler Menschen zu beschäftigen und deren Inter-esse zu wecken. Im Mittelalter wurden Menschen öffentlich auf dem Marktplatz gefoltert und alle haben zugeschaut, das waren richtig große Events.

**Kann denn Sex gesund machen, auch wenn er nicht »normal« ist?**
Eines ist auf jeden Fall klar: Wenn man sexuelle Triebe unterdrückt, dann macht das nicht gesund. Denn sie werden sich irgendeine Bahn brechen, entweder indem man darunter leidet und irgendwann körperlich krank wird oder indem man Ersatzlösungen findet, die aber nicht erfolgreich sind, das nennt man dann Neurosen. Eine Neurose ist grob gesagt ein Versuch, Probleme mit einer schlech-ten Methode zu lösen.

**Was sind denn typische Neurosen?**
Am bekanntesten sind sicher Angststörungen, zum Beispiel Angst vor großen Plätzen, Menschenmengen, engen Räumen, Spinnen. Zu den Neurosen zählen auch Zwangshandlungen, beispielsweise Waschzwang oder Hypochondrie. Hys-terie fällt auch darunter beziehungsweise fiel früher darunter. Heute gibt es die ja offiziell nicht mehr. Die wurde aus dem Katalog gestrichen, je nach dem vorherr-schenden Symptom bezeichnet und eingeteilt, und unter den neurotischen und Belastungsstörungen geführt. Da muss ich noch mal auf Freud zurückkommen. Er sah nämlich in der »Perversion« aufgrund der direkten Triebbefriedigung gera-dezu das Negativ der Neurose. Heißt ungefähr so viel wie: Eine Perversion ist das Gegenteil einer Neurose. Interessant, oder?

**Beim Praktizieren von SM, kann man da auch etwas kaputt machen?**
Ich denke, das geht schon weit vorher los. Viele Menschen haben Angst, dass sie ihre Beziehung kaputt machen, wenn sie so etwas überhaupt ansprechen. Wenn Du mit einem außergewöhnlichen Wunsch an Deinen Partner herantrittst, erfordert das viel Überwindung, und ich glaube, die meisten sagen es lieber erst gar nicht. Das ist kein spezielles SM-Thema, sondern allgemein ein Problem in Partnerschaften, dass Wünsche nicht geäußert werden. Man spricht nicht darü-ber und bleibt innerlich unbefriedigt. Das macht unter Umständen dann auch die seelische, zwischenmenschliche Verbindung zweier Partner kaputt.

**Wenn man sich dann traut und der andere mitmachen will, worauf muss man achten?**

Die Angst ist viel größer als die tatsächliche Gefahr, körperlich etwas kaputtzumachen. Man tastet sich ja meistens langsam vor. Eingeschlafene Hände zum Beispiel durchs Fesseln, das passiert öfter einmal. Das liegt aber weniger am Fesseln selbst, sondern mehr an der Lage der Arme. Das hat sicher jeder schon erlebt: Wenn man die Arme im Liegestuhl länger über den Kopf legt oder hinter dem Kopf verschränkt, dann schlafen die irgendwann ein. Die wachen aber auch wieder auf, sobald man die Lage ändert und sie bewegt! Eingeschlafene Hände sind einfach ein Warnzeichen des Körpers, wenn man diese »ersten Warnzeichen« beachtet, gibt es keine Probleme.

**Und wenn man weiter gehen möchte?**

Die meisten Verletzungen, mit denen man es im SM-Bereich zu tun hat, sind harmlos und heilen von selbst wieder, beispielsweise blaue Flecken, Rötungen oder kleine Schürfungen. Das ist nicht schlimmer als normale Alltagsverletzungen. Wenn man sich mit dem Partner abspricht und auch während der Session immer wieder kommuniziert, treten die in der Regel gar nicht auf oder wenn, dann gewollt. Für manchen hat ein roter Hintern ja einen ganz speziellen Reiz. In der Regel sind SMler sogar eher übervorsichtig. Was, aus meiner Sicht betrachtet, sehr gut ist. Wichtig ist vor allem, dass man die Grenzen mit dem Partner bespricht und beim Spiel beachtet. Das kann im Eifer des Gefechts manchmal etwas schwierig sein, klar. Doch dafür gibt es ja das Safe-Word. Man vereinbart ein Wort, und wenn das einer ausspricht, ist sofort Schluss.

**Das heißt, es besteht keine Gefahr, dass Grenzen überschritten werden?**

Diese Art von Sexualität erfordert sehr viel Feingefühl. Es kann tatsächlich auch einmal passieren, dass unerwartete Gefühlsausbrüche auftreten oder man auf einmal merkt, dass die Grenze heute eine andere ist als gestern. Dann bricht man die Session ab oder macht etwas anderes und redet darüber. Dadurch entstehen keine bleibenden Schäden. Wie gesagt, die Grundvoraussetzung ist immer, dass das Spiel im gegenseitigen Einvernehmen stattfindet und man miteinander kommuniziert und sich vertraut.

**Du hast selbst schon Erfahrungen mit der dominanten Rolle gemacht …**

Die Gedanken waren eigentlich schon immer da, soweit ich mich zurückerinnern kann. Darauf gekommen bin ich dann konkret durch eine Partnerin. Aus Spaß hielt ich ihr im Bett einmal die Hände hinter dem Rücken zusammen, daran hatte sie Spaß und fragte mich, ob ich sie einmal fesseln möchte. I did it!

## Wie war das für Dich?

Unglaublich schön. Eine tolle und erregende Erfahrung, die Frau so hilflos und gleichzeitig so erregt zu sehen. Wir haben das dann langsam ausgebaut, erstmal mit dem Bademantelgürtel, und sind dann professioneller geworden, haben Handschellen gekauft und alles Mögliche ausprobiert und in die Beziehung integriert. Wir fanden das beide toll. Danach hatte ich dann eine Partnerin, die wollte das erst gar nicht. Sie meinte, ich würde sie nicht mehr lieben, sondern sie nur als Sexobjekt sehen. Ich habe das Thema ruhen lassen, sie nur einmal beim Sex sanft an den Händen festgehalten. Ich habe gemerkt, dass ihr das Spaß gemacht hat, und dann habe ich auch irgendwann den Bademantelgürtel ausprobiert. Wir haben uns langsam herangetastet, und es hat ihr tatsächlich richtig Spaß gemacht. Sie hat selbst gesagt, dass sie gefesselt viel intensivere Höhepunkte hatte.

## Bondage hat in manchen Ländern eine lange Tradition.

Zum Beispiel in Japan ist Fesselkunst gesellschaftlich akzeptiert, fast allgegenwärtig, beispielsweise in den Mangas, den japanischen Comics. Aber auch in Nachtclubs, in der Literatur, in Bildern, überall begegnet man diesem Thema. Die Japaner legen dabei viel Wert auf Optik und geben sich sehr viel Mühe. Man kann Kurse für kunstvolle Fesselungen belegen, und es gibt berühmte Lehrmeister. Bondage dient der Präsentation und Zugänglichkeit der Frau in sexueller Weise. Der Amerikaner sagt dazu »access« … Und natürlich dient das auch dazu, den Körper der Frau positiv zu betonen und ihr Lust zu verschaffen.

## Bondage fühlt sich ja auch echt geil an ...

Mir haben schon einige Frauen berichtet, dass ihre Orgasmen durch Fesselungen stärker werden. Das liegt an der intensiveren Körperspannung, die sie in der Fesselung aufbauen können. Frauen halten sich ja oft kurz vorm Orgasmus am Bettgestänge fest oder krallen sich in die Matratze, um Spannung aufzubauen. Gefesselt geht das noch wesentlich besser ...

## Ihr habt das Thema dann weiter zusammen erforscht?

Ja, und ihr hat das zunehmend Freude bereitet. Ich habe sie dann auch einmal gefesselt in der Wohnung gelassen und bin kurz zum Bäcker gegangen, das fanden wir beide sehr spannend und erregend.

**Was ist es genau, was Dich dabei so anmacht, kannst Du das beschreiben?**
Zum einen natürlich die Erregung der Frau. Und zum anderen, dass ich die Kontrolle habe. Die Frau kann in dieser Situation einfach nicht anders, sie kann nicht weg, kann sich nicht wehren, ist ausgeliefert. Diese Hilflosigkeit zu sehen und zu spüren, das macht mich an. Nun gut, es ist natürlich letztlich so, dass die Frau in diesem Spiel die Macht hat, denn sie bestimmt ja, was ich machen kann und was nicht, was sie erregt und was nicht. Für mich ist es das Thema »Die schöne Gefangene«. Es gibt sogar ein Bild mit diesem Titel, von René Magritte.

**Empfindest Du das selbst bei Dir irgendwie als krankhaft?**
Überhaupt nicht. Sonst würde ich mich wahrscheinlich behandeln lassen …
*Lacht*. Ich leide in keinster Weise darunter.

**Und Du hast auch bisher immer passende Partnerinnen gefunden?**
Ja, das konnte ich bisher in jeder Partnerschaft einbauen. Oftmals war es für die Frau der erste Kontakt mit Bondage und SM, und ich habe die Frauen in dieses Thema eingeführt. Es hat ihnen gefallen, ich habe niemals jemanden zu irgendetwas gezwungen …

**»Sub« zu sein ist auch eine tolle Erfahrung: Kontrolle abzugeben und nicht zu wissen, was der andere macht, gleichzeitig aber in Sicherheit zu sein und die Gewissheit zu spüren, dass die eigenen Grenzen akzeptieren werden.**
Alles, was passiert, passiert im gegenseitigen Einvernehmen und zur gegenseitigen Luststeigerung. Das Spiel läuft ja in einem bestimmten Rahmen ab, und der ist klar kommuniziert. Der »Dom« macht nie etwas gegen den Willen des »Sub«. Dazu gehören viel Vertrauen und Achtsamkeit. Der Sub gibt die Kontrolle ab und hat natürlich das Risiko, dass der Dom die Grenzen dabei ein wenig überschreitet. Genau das gibt noch einen zusätzlichen Kick, und dabei werden die eigenen Grenzen auch ausgelotet. Nach dem Schlag kann der »Sub« jederzeit Stopp sagen, aber dann ist der Schlag ja schon vorbei, und in dem Moment wurde die eigene Grenze bereits erweitert.

**Gibt es Deiner Einschätzung nach mehr dominant veranlagte Menschen oder mehr submissive?**
Aus meinen Erfahrungen und den einschlägigen Foren und Zirkeln heraus würde ich sagen, dort tummeln sich mehr Subs, auf jeden Fall bei den Männern. Die Nachfrage nach dominanten Frauen übersteigt das Angebot bei Weitem. Auch

auf den Partys. Als dominante Frau bist Du die Begehrteste schlechthin. Es gibt auch sehr viele submissive Frauen, die tun sich aber nicht so leicht, das zu outen. Da sind oft Ängste, dass Grenzen überschritten werden, dass sie verletzt werden oder zu sehr ausgeliefert sind.

**Ich habe mich auch einmal in der dominanten Rolle ausprobiert. Man spielt mit dem Körper des anderen, so ähnlich wie man ein Instrument spielt …**
Du musst Dich genau auf den anderen einstimmen, Du bist der aktive Part. Du musst die Grenzen kennen und spüren und gleichzeitig auch ausloten. Das ist ein Rollenspiel, und Du musst Dir etwas einfallen lassen. Es reicht ja nicht, den anderen ans Bett zu fesseln, da muss noch mehr kommen. Das ist ein bisschen wie ein Handwerk, das man immer weiter verfeinern kann. Die Rolle als Sub ist einfacher, Du brauchst Dich um nichts kümmern, Du bist im Mittelpunkt, alles dreht sich um Dich, und Du kannst Dich komplett fallen lassen und genießen.

**Hast Du die passive Rolle selbst schon ausprobiert?**
Ehrlich gesagt nein. Es ist vom Gedanken her reizvoll, aber es ist sehr schwer, einfallsreiche dominante Frauen zu finden. Viele Frauen haben Hemmungen, mit Fesseln oder Peitschen umzugehen.

**Mir ist es damals vor allem schwergefallen, dem Mann im Spiel klare und auch harte Ansagen zu machen. Wobei das ja eine gute Übung auch für das sonstige Leben ist …**
Ja, in jedem Fall. *Lacht*. Das können nicht viele Frauen, und die, die das richtig gut können, verdienen meistens auch gleich sehr gutes Geld damit.

**Was war Dein aufregendstes SM-Erlebnis? Gab es Situationen, in denen Du einen ganz besonderen Kick erlebt hast, oder hast Du den jedes Mal?**
Den habe ich eigentlich immer. Es ist ja jedes Mal anders, da gibt es keine Routine. Höchstens Varianten und manche Dinge, die ich besonders gerne mag. Zum Beispiel mit einer Frau, die unter dem Mantel gefesselt ist, im Park spazieren gehen … Das Schöne ist: Ich bestimme, was wir machen …

**Du hast selbst auch schon oft in der Notaufnahme gearbeitet, da hört man die wildesten Geschichten über Sexunfälle …**
Gelegentlich kommen Leute mit eingeklemmten Nerven durch ungeschickte und zu feste Fesselungen, zum Beispiel mit Handschellen, dann wird manchmal der

Daumen etwas taub. Das heilt aber von allein nach ein paar Tagen wieder ab, da braucht es nur ein wenig Aufklärung, worauf man zukünftig achten sollte. Was auch vorkommt, sind Verletzungen am Penis durch Gegenstände, die nicht dafür gedacht sind. Da muss ich sagen, Haushaltsgegenstände und Geschlechtsteile passen in den meisten Fällen einfach nicht zusammen! Das berühmteste Beispiel ist die legendäre Doktorarbeit über Penisverletzungen durch Staubsauger ...

**Ich habe einmal gehört, der Klassiker sind Fremdkörper, die im Darm verschwinden ...**
Der Anus ist eine sehr erogene Zone, und es macht viel Spaß, sich damit zu beschäftigen. Allerdings sollte man auch das nur mit Spielzeugen tun, die dafür vorgesehen sind. Der Schließmuskel hat – wie der Name schon sagt – die Aufgabe, sich zu schließen, und zwar ziemlich fest. Und der gibt Gegenstände, die man hineinsteckt, nicht ohne Weiteres wieder frei. Die käuflichen Spielsachen für diesen Bereich haben alle besondere Vorkehrungen dafür, sei es eine lange Schnur, an der man sie wieder herausziehen kann, oder eine Platte oder Verdickung, die verhindern, dass das Teil ganz hineinrutscht. Haushaltsgegenstände oder auch ein Vibrator, der ja für die Anwendung in beziehungsweise an der Vagina gedacht ist, erfüllen diese Voraussetzung nicht!

**Zum Schluss noch ein ganz aktuelles Thema: Hat Burn-out auch mit nicht gelebter Sexualität zu tun?**
Ich kann das nicht wissenschaftlich untermauern, würde aber auf jeden Fall sagen, dass es einen Zusammenhang gibt. Burn-out hat ja vor allem mit nicht funktionierender Work-Life-Balance zu tun. Wenn es privat nicht stimmt, hat man in der Regel keinen Sex. Und wenn der Ausgleich fehlt, wird die Überforderung immer größer. Dazu kommt: Burn-out kann sowohl Symptom als auch Auslöser einer Depression sein, und das ist so ungefähr der schlimmste Sexkiller. Wenn man depressiv ist, hat man alles andere als Lust auf Sex.

**Spielen bei Unlust eher körperliche oder psychische Ursachen eine Rolle?**
Bei den Frauen ist Unlust eher psychisch bedingt, bei Männern kommt beides vor. Die gehen in der Regel erst einmal zum Urologen, und wenn körperlich-organisch alles in Ordnung ist, sucht man nach psychischen Ursachen. Was wenige wissen: Es gibt einige Medikamente, die heute verschrieben und von vielen eingenommen werden, die erheblichen Einfluss auf die Erektionsfähigkeit haben. Allen voran die Antidepressiva, die inzwischen schon fast »Lifestyle-Medikamen-

te« geworden sind. Es gibt erste Varianten von Medikamenten mit schwächeren Nebenwirkungen, aber prinzipiell können sich alle so auswirken. Wir haben höhere Belastungen im Beruf und oft auch im Privatleben, es geht uns schlechter, wir haben weniger Sex. Dann nehmen wir die Pille, es geht uns wieder besser, aber auf Sex haben wir immer noch keine Lust, weil die Medikamente das verhindern. Und dann sind wir wieder frustriert. Sexuelle Probleme sind ein großes Thema, die wenigsten sprechen das direkt an, denn das ist natürlich sehr unangenehm.

**Noch einmal zurück zur Gesellschaft: Es ist bei uns heutzutage möglich, mit einer exhibitionistischen Neigung viel Geld zu verdienen ...**
Die Grenzen dessen, was gesellschaftlich akzeptiert ist, verschwimmen immer mehr. Da gibt es eine Dame, ein ehemaliges Porno-Nacktmodel, die ist berühmt geworden, weil sie ganz öffentlich mehr oder weniger nackt auftritt, egal ob auf Partys, bei Presseterminen oder zu Autogrammstunden in Einkaufszentren. Einen Typen, der nackt im Park rumläuft, würden wir sofort anzeigen. Na ja, außer vielleicht in München am Eisbach in der FKK-Zone ...

**Es gibt ja auch Gesellschaften, in denen alles, was mit Sexualität zu tun hat, noch viel strenger geregelt ist als bei uns.**
In einigen arabischen Ländern gehen die Frauen mit Schleier zum Baden. Sich an irgendeiner Stelle nackt zu zeigen, ist streng verboten. Auch im Schwimmbad! Kein Witz: Die muslimischen Frauen tragen Ganzkörper-Badeanzüge, genannt »Burkini«.

**Danke für das fesselnde Gespräch!**

Kapitel 6

# Lieblingsfantasie

# Lieblingsfantasie

**Sie umzusetzen heißt, Neuland zu betreten, weil Du keine Ahnung hast, was passiert, wenn Du es tust ...**

*»Jedem Anfang wohnt ein Zauber inne.«* Hermann Hesse

Für mich hat es einige Jahre gedauert, bei mir selbst anzukommen, dazu zu stehen, wer ich bin und was ich mag. Und es hat einige Menschen gebraucht, die mich auf diesem Weg begleitet haben, so etwas kriegt man meistens nicht allein hin. Es ist unglaublich erleichternd, vielleicht sogar das Wichtigste, was man im Leben erreichen kann. Sei so, wie Du bist! Und zeige Dich so, wie Du bist. Wenn Du als Mann viele Frauen liebst, steh dazu! Wenn Du wirklich authentisch bist, wirst Du eine passende Partnerin finden, die das akzeptiert. Wenn Du als Frau Männer UND Frauen magst, sag das Deinem Partner, die Chancen stehen extrem gut, dass er das auch gut findet! Ich umgebe mich sehr gern mit Menschen, die beispielsweise ganz offen schwul oder lesbisch oder bisexuell sind, denn die sind so unglaublich angenehm entspannt und locker.

Doch wie fängt man das nur an? Als Coach würde ich sagen: Hör auf, die Dinge im Kopf herumzuwälzen und pack's an. Schritt für Schritt. Wo ist das Problem, mit dem Partner einmal etwas Neues auszuprobieren? Ihn zu überraschen? Wenn Du keinen Partner hast, wieso fängst Du nicht bei Dir selbst an? Je klarer Du weißt, was Du willst und wer Du bist, desto eher wirst Du jemand Passenden finden. Wenn Du selbst von Deinem Leben angeödet bist, wie soll jemand anderes Dich interessant finden?? Männer tun sich da schwerer als Frauen. Als Frau braucht man nur einmal auszugehen und kann sich zumindest einen Sexpartner aussuchen. Männer haben da wesentlich schlechtere Karten. Dazu gibt es übrigens ein sehr spannendes Experiment einer amerikanischen Universität. Die Psychologin Elaine Hatfield veranlasste, dass Studenten gegengeschlechtlichen gutaussehenden Kommilitonen auf dem Campus folgende Fragen stellten:

*1. Würdest Du heute Abend mit mir ausgehen?*
*2. Würdest Du heute Abend mit mir ins Bett gehen?*

Das Ergebnis war eindeutig: 75 Prozent der Männer würden mit einer Frau ins Bett gehen und 50 Prozent würden mit ihr ausgehen. Umgekehrt: 56 Prozent der Frauen würden mit dem Mann aus-, keine einzige jedoch mit ihm ins Bett gehen. Jungs, bitte nicht verzweifeln, ihr müsst Euch einfach ein wenig mehr anstrengen ...

Zurück zur Lieblingsfantasie: Jetzt mal Butter bei die Fische und keine Ausreden mehr! Denn selbst wenn Du einen Partner hast, ist es nicht unbedingt einfacher. Damit etwas wirklich Neues im Leben passiert, braucht es entweder einen Zufall, starken Leidensdruck oder eine riesengroße Portion Neugier. Und möglicherweise einen anderen Menschen, der einen an die Hand nimmt. Am besten alles auf einmal. Und was immer mitspielt, ist Angst. Denn Du hast keine Ahnung, was passiert, wenn Du Neuland betrittst. Wenn Du alles festhältst und Dich nicht aus Deiner bekannten Box namens »Komfortzone« bewegst, ist kein Platz für Neues. Der wahre Spaß liegt außerhalb der Box. Auch beim Sex.

**Wann hattest Du Deine genialsten sexuellen Erlebnisse?**
**Was musstest Du aufgeben, damit etwas Neues in Dein Leben kommen konnte? Welche Angst musstest Du überwinden? Oder war es leicht? Warum?**

I love it

Das Schöne ist, wenn man sich erst einmal auf den Weg macht, wird es leichter. Bei mir war es definitiv so. Ich hatte mich mit einem Fremden in einen Swingerclub und allein auf eine Fetischparty getraut. Ein knappes Jahr nach meinem ersten Live Changing Sex mit dem Bäckermeister, wurde ich noch mutiger. Ich wollte meine »dunkle Seite« weiter erforschen, meine Fantasien vom Fesseln und Gefesseltwerden, von Kontrollverlust und Loslassen, die schon seit vielen Jahren in meinem Kopf herumgeisterten. Mir war klar, um weiter in diese Welt einzutauchen, musste ich die richtigen Menschen treffen, die sich mit so etwas auskannten, und bei denen mir das nicht peinlich war. Ich musste einige weitere meiner Masken fallenlassen, vor allem die »Ich-hab-immer-alles-unter-Kontrolle-und-das-ist-gut-so-Maske«. Beim Stammtisch SMIGO traf ich nette Menschen, mit denen ich mich austauschen konnte, und das gab mir unglaublich viel Mut. Die hatten auch die besten Tipps für Partys, Shops und einfach alles, was ein Neuling wissen wollte. Robert war jemand, dem man sich mit allem anvertrauen konnte, und wir waren uns gleich sehr sympathisch. Mr. Darkmind wäre für mich ein passender Partner gewesen, um weiter in die dunkle Welt einzutauchen, doch offenbar war ich es nicht für ihn. Kurz nach unserer Begegnung verliebte er sich in eine andere Frau, und ich machte mich weiter auf die Suche … Ich fing an, mich auf speziellen Internetforen zum Thema Sadomasochismus zu tummeln, meldete mich bei einer SM-Partnerbörse an und schaltete eine Anzeige mit folgendem Text:

Neugierige, ungebundene Frau, Akademikerin, beruflich engagiert und erfolgreich, 33 Jahre, 1,63m groß, schlank, voller Energie, möchte lange gehegte Leidenschaft ausleben, mit einem ebenbürtigen Mann, der Intelligenz und Dominanz ausstrahlt, der keine Dauersklavin sucht, sondern erotische Momente, und der bereit ist, eine Anfängerin in die Abgründe der Lust zu begleiten. Der beiderseitige Spaß steht im Vordergrund, wenn mehr draus wird, habe ich nichts dagegen. Ich bin „echt", Freaks und Fakes keine Chance.

Über 60 Antworten sollten in den folgenden Wochen in meinem Postfach eintrudeln, von wirklich sympathisch, menschlich und angenehm, bis hin zu »Hi Sklavin! Würde mich gerne Deiner Erziehung widmen ...«, was mich dann eher amüsierte als anregte. Sehr viele waren in festen Beziehungen und suchten nur das Spiel, manche waren wohl eher einsam – von sehr attraktiv bis geht gar nicht war alles dabei. Ich glaube, ich habe bis dahin selten so oft schmunzelnd Mails gelesen. Mit manchen habe ich mich getroffen, zum Kaffeetrinken, beim Griechen, im vegetarischen Restaurant, zum Spazierengehen.
Und: Bei einem hat es dann gefunkt. Er schrieb mir unter dem Betreff »Spaß«

Hallo –
auch ich bin echt, lebe in MUC, ich heiße Paul und würde mich freuen, wenn Du Dich näher vorstellen würdest.
Das Wochenende steht vor der Tür und die Sonne scheint :-) die besten Voraussetzungen – also melde Dich, ich freu mich drauf.
Viele Grüße Paul

Mit Paul – der in Wahrheit gar nicht so heißt, wie er mir dann später verraten hat – entwickelte sich eine sehr nette Kommunikation. Er war irgendwie unaufdringlich im Vergleich zu den meisten anderen, die sich entweder als besonders einfühlsam und frauenversteherisch oder als dominante Supermachos darzustellen versuchten. Paul wirkte entspannt, er suchte nichts Spezielles, schrieb nicht viel, aber was er schrieb, das hatte Hand und Fuß.

Zwei Wochen nach dem ersten Mailkontakt verabredeten wir uns zum Abendessen. Er hat nicht viel geredet, war mir aber sympathisch. Dem würde ich mich anvertrauen. Gleich am nächsten Tag trafen wir uns zum ersten Mal für eine »Session« (das heißt bei Insidern so, man könnte auch sagen zu einer Verabredung zum Spielen), in meiner Wohnung.

Ich weiß, man sollte eigentlich nicht gleich einen fremden Mann zu sich nach Hause einladen. Schon gar nicht, wenn man vorhat, sich von ihm fesseln zu lassen.

In der Szene gibt es dafür eine ganz einfache Sicherheitsregel: Man verabredet mit einem Freund oder einer Freundin, zu einer bestimmten Zeit zu telefonieren. Falls dieses Telefonat nicht stattfindet, so ist jemand alarmiert, dass es eventuell Probleme gibt. Das nennt man »Covering«. Ich habe mich auf meine Menschenkenntnis verlassen, so wie bei dem Bäckermeister. Hat einfach gepasst. Wen hätte ich auch anrufen sollen? Niemand wusste, was ich da vorhatte, und das war auch gut so. Mir war klar, meine Freunde und Bekannten würden alle die Hände über dem Kopf zusammenschlagen und versuchen, mich davon abzubringen. Dazu hatte ich keine Lust. Ich habe einfach vertraut, und das hat gepasst. Paul kam pünktlich zu mir mit einer Tasche voller Spielzeug, Handschellen, einer kleinen Peitsche, einem Knebel, und einigem mehr. Er hat nicht viel geredet – das hat er nie getan –, sondern einfach nach und nach alles an mir ausprobiert, und ich habe es geschehen lassen.

Wir hatten keinen Sex – wir haben nur »gespielt«. Schwer zu beschreiben, wie sich das für mich angefühlt hat. Mich einem Fremden, mit dem ich gerade einmal ein einziges vegetarisches Essen zusammen eingenommen hatte und von dem ich sonst fast nichts wusste, so sehr hinzugeben, ja geradezu zu überlassen, und das in meiner eigenen Wohnung, war schon grenzwertig. Grenzwertig genial! Der Cocktail aus Angst, Neugier und Lust war überwältigend. Was macht er wohl als nächstes? Ich überließ die Choreografie ihm, habe mich einfach darauf eingelassen. Dieses unglaubliche Gefühl, sich die Hände fesseln zu lassen und einfach nichts mehr tun zu müssen … nicht zu wissen, nicht zu entscheiden, was als nächstes passiert … nichts tun zu müssen, nur noch spüren und genießen ... Etwas, von dem man viele Jahre geträumt hat, real zu erleben, das kann schon ganz schön berauschend sein. Ich habe meinen Kopf nicht ganz abgeschaltet, nicht an diesem ersten Abend. Ich habe ihm immer gesagt, was mir gefällt und was nicht, wir waren die ganze Zeit in Kommunikation miteinander.

**Das Safe-word war: »Sonnenblume«.**

Ich habe es aber nicht gebraucht. Paul wäre wahrscheinlich fürs Erste mit den Handschellen zufrieden gewesen, doch ich wollte alles ausprobieren, was er dabei hatte. Wie fühlt sich das an, ein Knebel, ein Analplug? Was erzeugt einen Schauer und was ist vielleicht doch unspektakulär? Ich konnte nicht genug kriegen. Nach drei Stunden waren wir dann »durch«. Eine SM-Session ist anstrengend für beide. Als er meine Wohnung verließ, war mir klar: Wieder so ein Tag, nach dessen Ende nichts mehr so ist, wie es vorher war. Weil sich etwas Grundlegendes geändert hat. Eine Fantasie ist Realität geworden. Eine neue Form von Life Changing Sex.

Zwei Tage später stand Paul erneut vor meiner Tür, und in den nächsten Wochen kam er regelmäßig. Wir redeten nie viel, das war auch gar nicht nötig, er kam, wir hatten Spaß, dann ging er wieder.

Etwas, das ich mir früher nie hätte vorstellen können: Mit einem Mann einfach nur eine rein sexuelle Affäre zu haben. Mit Paul habe ich es gelernt. Er wollte keine Beziehung, und es war okay. Unser Deal war ein anderer: Spaß haben ohne Verpflichtungen. Zusammensein ohne zu reden. Es hat einfach gepasst zwischen uns. Zum ersten Mal habe ich erlebt, dass die *sexuelle Zusammenkunft,* so nenne ich das jetzt einfach einmal, zwischen zwei Menschen so sehr variieren und wirklich jedes Mal anders ablaufen kann. Aus meiner langjährigen Beziehung kannte ich: Alles läuft mehr oder weniger nach dem gleiche Muster. Es gibt ein paar verschiedene Stellungen, Vorspiel, Hauptakt, Abspann, vielleicht noch unterschiedliche Orte, und das war's dann.

**SMler bezeichnen Menschen, die »Normalsex« haben, auch als »Vanillas«.**

Vanilla von Vanilleeis.
Das gibt es in verschiedenen Varianten,
doch es bleibt immer Vanilleeis.
Wie wär´s mal mit Pistazie oder Schokolade?

Besonders prickelnd mit Paul fand ich: Er hat mir immer vorher SMS geschrieben und gesagt, was ich vorbereiten soll. Mein Halsband anlegen, meine Unterwäsche ausziehen, Kleinigkeiten, die in diesem Kontext extrem wirkungsvoll waren. Er hatte viel Fantasie und wir haben Vieles ausprobiert. Manches, was er wollte, war mir zu hart, manches hat mich auch einfach nicht angemacht, doch das meiste war einfach nur geil. Bei Paul durfte ich Frau sein, Geliebte, Sexobjekt, und er begehrte mich. Mein Beruf, mein Alltag, all das war nicht relevant, interessierte ihn gar nicht. Ich musste niemanden mehr darstellen, ich war einfach nur noch ich mit meiner Lust und habe Stück für Stück gelernt, mich fallenzulassen.

Ich kann mich noch gut erinnern: An einem Donnerstag Ende Mai kam er wieder einmal zu mir und hat mich – oder besser meinen Allerwertesten – ziemlich »weichgeklopft«. Ich stehe ja eigentlich nicht so sehr auf »Hinternversohlen«, aber an dem Abend mit ihm habe ich mich darauf eingelassen, und wir hatten beide eine Menge Spaß. Am nächsten Tag flog ich nach Berlin zu einem Kongress. Mir ist nichts weiter aufgefallen, nur dass ich abends an der Bar die Männer nicht mehr loswurde. Offenbar waren sie ganz fasziniert von mir. Irgendetwas muss ich ausgestrahlt haben, irgendetwas war anders. Den zweiten Kongressabend wollte ich gemütlich in der Hotelsauna verbringen. Klamotten aus, Bademantel an und ab in die Wellnessabteilung. Durch Zufall habe ich beim Umziehen in den Spiegel geschaut. Und vor Schreck das Handtuch fallen lassen. Mein Hinterteil war voller kleiner grüner und blauer Flecken. Es tat nicht weh, sah aber ziemlich eindeutig aus. Ein ganz neues Gefühl beschlich mich, irgendetwas zwischen fassungslos, schmunzelnd und erregt. Hatte der Kerl es doch geschafft, mir eine markante Erinnerung an ihn auf meine Reise mitzugeben. Der war verrückt. Und ich wohl auch.

Ich bin dann trotzdem in die Sauna, habe mich hinter meinem Handtuch versteckt. Waren auch nur wenige Gäste dort. Wenn ihr wüsstet, was ich weiß ... Einmal haben Paul und ich auch die Rollen getauscht. Er war ein sogenannter »Switcher«, liebte also sowohl die dominante als auch die devote Rolle. Als Domina war ich zu diesem Zeitpunkt noch etwas hilflos, es hat mich auch nicht wirklich angemacht, doch immerhin – auch das war eine spannende Erfahrung, die ich vier Jahre später noch ausgiebiger auskosten sollte. So verbrachte ich den Sommer 2006 mit dieser ungewöhnlichen Affäre, die sich für mich vor allem ungewöhnlich gut anfühlte. Es gab viel zu entdecken, und jedes Treffen war anders, neu.

Parallel zu der Affäre mit Paul habe ich mich natürlich weiter nach Männern umgeguckt, denn ich suchte ja eigentlich wieder eine feste Beziehung. Bei den vielen Antworten auf meine Anzeige war kein Kandidat dabei, und unbewusst wollte ich mich wahrscheinlich auch noch gar nicht binden. Also habe ich erst einmal weiter geforscht und das gemacht, was meine größte Neugier weckte und wovor ich gleichzeitig auch ziemlichen Respekt hatte:

Ein Besuch im Kitty, Münchens angesagtestem Sado-Maso-Club (den es leider heute nicht mehr gibt). Robert vom SM-Stammtisch lud ein, dort seinen Geburtstag zu feiern, und schnell fand sich bei den SM-Freunden ein netter Begleiter für mich. Daniel. Der war nett und unkompliziert, ein paar Jahre jünger als ich und erfahren in der Szene. Dem konnte ich mich anvertrauen. Ich hatte nur sehr vage Vorstellungen, wie es »dort« wohl aussehen könnte und was mich erwartete. Ich hatte ja schon ein Bild vom Swingerclub, doch ein SM-Club war sicher noch einmal etwas ganz anderes.

Daniel holte mich ab, und wieder konnte ich mein schwarzes Latex-Kleidchen ausführen. Für ihn war klar: Wir fahren schon im Outfit dorthin. Es war Hochsommer, warm genug, und er meinte, er würde durchaus öfter so herumlaufen. Ja, nee, ist klar ...

Er stand dann also vor meiner Tür mit einem grün gefleckten Militäranzug und einem Arsenal von Handschellen und anderem Spielzeug. Wenn mich jetzt meine Nachbarn sehen, schoss es mir durch den Kopf ...

Wieder ein Abend, an dem ich überhaupt nicht wusste, was mich erwartete, wieder diese Aufregung, dieses Prickeln, dieses drängende Gefühl im Bauch. Heute würde es passieren, ich würde einen Ort betreten, an dem Menschen allen ihren Fantasien Raum geben konnten. Etwas, wovon ich schon so oft geträumt, das ich mir schon so oft herbeigesehnt hatte. Schon vor vielen Jahren, als ich noch mit meinem Mann in Köln wohnte, habe ich immer einmal wieder heimlich Artikel über Orgien, wilde Partys und Clubs wie diesen gelesen. Aber ich hatte nie die Möglichkeit und den Mut, so etwas einmal real zu erleben. Mit wem auch? Mittlerweile hatte ich die richtigen Leute gefunden, Menschen, die ganz ähnliche Gedanken, Wünsche und Bedenken hatten wie ich, denen ich mich anvertrauen konnte. Sexuell offene, moderne, freie Gleichgesinnte. Heute sollte essoweit sein. Und wieder mit einem Mann, den ich kaum kannte. Schon beim Hineingehen habe ich gemerkt ...

... mein Verstand geht auf Bildschirmschoner. Ich kann gar nicht anders. Ich bin nur noch im Hier und Jetzt. Auf einmal sehe ich alles in 3D, was vorher zweidimensional und flach war. Ich tauche wieder ein, in diese andere Welt ...

*Da wir sehr früh im Kitty sind, bekomme ich von Daniel erstmal eine ausgiebige Führung. Gefesselt natürlich. Vor Aufregung bin ich kaum zu bändigen, Disneyland ist nichts dagegen. Die vielen Räume, genannt Spielzimmer, die dunklen Katakomben, der Herrensalon mit Käfig, Billardtisch und wuchtigen Ledersesseln, das Pärchen-Zimmer mit schwarzledernen Couchen, einem großen latexbespannten Bett und Liebesschaukel und die Bar mit der großen Tanzfläche, alles verschlinge ich mit hungrigen Blicken, ich kann mich gar nicht sattsehen. Dabei sind bisher kaum Menschen da. Zum Geburtstags-Anstoßen mit Robert befreit mich Daniel kurz von meinen Handschellen. Als ich auf die Toilette muss, schließt er sie wieder zu und begleitet mich, schaut mir durch die geöffnete Tür zu. Sehr gewöhnungsbedürftig. Ich schäme mich ein wenig, muss ich zugeben, doch heute ist mir das egal. Wenn's ihm Spaß macht ...*

*Nach und nach trudeln einige von Roberts Gästen und viele weitere Clubbe-
sucher ein. Ich bin betrunken von den vielen Eindrücken, von den ausgefallenen
Klamotten – dort herrscht wie schon auf der Fetischparty strikter Dresscode –
den verrückt geschminkten und mit reichlich Tattoos und Piercings geschmückten Körpern. Und von den Gesichtern der Gäste, von fröhlich bis entrückt, und
alle hellwach, den meisten geht es wie mir, sie lieben es hier zu sein, in diesem
Schmelztiegel der Möglichkeiten, wo Menschen alle Masken fallen lassen. Ich
habe das Gefühl: Hier kann man lockerlassen, so sein, wie man tatsächlich ist.
Endlich!*

*Die ersten beginnen mit ihren Sessions. Ganz öffentlich, jeder, der will, kann
zuschauen. Im großen Raum wird eine hübsche Frau an ein Andreaskreuz gebun-
den, daneben ein Mann im Dienstmädchenkostüm ausgepeitscht, im Klinikzimmer
eine nackte Frau auf einen Gynäkologenstuhl geschnallt und nebenan ein behaar-
ter Männerrücken mit heißem Wachs beträufelt. Ich kann die Augen nicht abwen-
den, bin gleichzeitig fasziniert und abgeschreckt, Lust mischt sich mit Entsetzen.
Diese Anblicke sind fast zu hart für mich, meine Augen riesengroß, Kulturschock
nennt man so etwas glaub ich.*

*Gebannt beobachte ich ein Paar, ER hat nur einen Arm, mit dem verdrischt er
seine Frau, die demütig auf einem Bock liegt. Sie muss Sängerin sein, denn ihre
Schreie klingen sehr sonor. Irgendwann fängt sie an, eine Arie zu singen, als ob
sie ihn noch anfeuern würde, grotesk, irre. Eine ganze Menschentraube bildet sich
um die beiden, ich kann fast nicht mehr hinschauen, zucke jedes Mal zusammen,
wenn ich das rhythmische Klatschen des Paddles auf ihrem nackten Hintern höre.
Daniel steht neben mir und grinst zufrieden. Später sehe ich die Opernsängerin
in einem der dicken Ledersessel sitzen. Der Blick in ihr Gesicht verrät: Frieden.
Glück. Befriedigung. Leicht entrückt und dankbar lächelt sie ihren Partner an und
nippt an einem Glas Rotwein. Wahnsinn.*

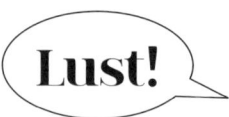

**Muss ich ein schlechtes Gewissen haben?**
**Tue ich etwas Verbotenes, Falsches?**
**Darf ich hier sein und diese Menschen beobachten?**
**Vor allem: Darf ich Lust dabei empfinden?**

Diese Fragen schleichen sich in meinem Kopf herum. Auch ich bin immer noch
durch Moral geprägt, obwohl ich immer dachte, das geht mich alles gar nichts
mehr an. Von wegen. Was ich an diesem Abend sehe und erlebe, das tut man
einfach nicht! Oder doch? Wer entscheidet das?

Ich glaube, so etwas lässt niemanden kalt. Manch einer findet es vielleicht ekelhaft und kann damit nichts anfangen. Auch gut, wenn man das weiß. Ich hätte nie geahnt, auf welch verschiedene Weisen Menschen vor Lust erschauern können, wo andere gar nichts empfinden oder ihnen alles vergeht. Wie unterschiedlich wir doch sind! Mein Ding ist es jedenfalls! Nicht, dass ich das alles selbst so erleben muss. Ich stehe wie schon erwähnt nicht auf Schmerzen. Aber diese Atmosphäre, die schummrigen Räume, die Leidenschaft der Leute, die sich ohne Hemmungen ihrer Lust hingeben, die laut wummernde Trancemusik. Jeder darf komplett so sein, wie er ist. Und jeder ist es auch! Das ist es, was mich daran fasziniert.

Der Typ mit Ganzkörper-Latexanzug, Gasmaske und Riesen-Gummititten, der den ganzen Abend beobachtend an der Bar sitzt und bei dem man nicht weiß, ob sich dahinter ein Mann oder eine Frau verbirgt, ist genauso gern gesehen wie der dürre ältere Weißhaarige, der außer einem neonfarbenen Ring um seine Hoden und schwarzen Halbschuhen mit Socken gar nichts trägt. Was für eine Ansammlung von Verrückten, die im normalen Leben wahrscheinlich ganz unauffällige gute Bürger sind. Sachbearbeiter, Beamte, Sekretärinnen. Die haben hier ihren Kanal gefunden, durch den sie ausdrücken können, wer sie wirklich sind. **Ich frage mich: Wann sind die eigentlich verkleidet? Hier oder dort?**

Daniel und ich trinken einen Prosecco an der Bar. Und für mich ist klar: Ich will mehr davon! Nicht jeden Tag und nicht jede Woche. Doch meine Lieblingsfantasien sollen keine Träume mehr bleiben, und ich will meine dunkle Seite weiter erforschen. Stück für Stück die Lust erobern, erleben und erspüren, was vorher nur in meinem Kopf herumgeisterte. Ich glaube, jetzt fängt der Spaß erst richtig an!
**Ich habe meinen Spielplatz gefunden …**

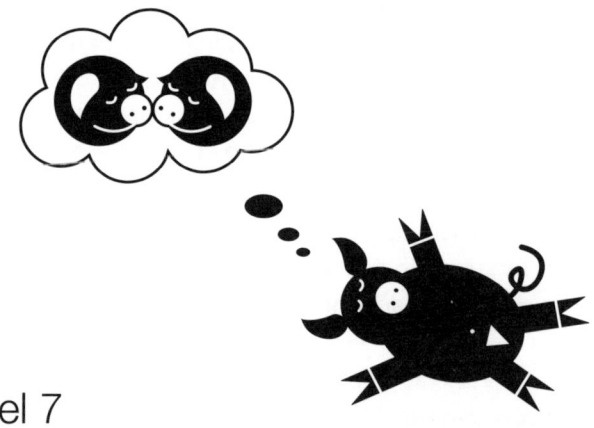

Kapitel 7

# Hingeben statt Hirnwichsen

# Hingeben statt Hirnwichsen

**Viele Eso-Ratschläge machen nicht glücklich, sondern egoistisch. Liebe hat mit Hingabe zu tun, das wissen Huren besser als Heilige. Und »Liebe Dich selbst« ist nett gemeint, aber falsch gedacht. Es sollte besser heißen: »Öffne Dein Herz«!**

Im Laufe meiner ganz persönlichen Forschungsreise durch die Sexualität habe ich vieles infrage gestellt und neu betrachtet, was ich vorher als »wahr« angesehen hatte. Es sind zwei völlig verschiedene Dinge, über etwas zu lesen und aus der Perspektive eines Dritten zu hören und zu erfahren, oder es tatsächlich selbst zu erleben. Man wird ja überall mit Ratschlägen bombardiert, vor allem wenn man eine Single-Frau Mitte dreißig ist und sich noch Kinder wünscht. Denn das war – neben allem Ausprobieren und Erforschen meiner sexuellen Fantasien – auch ein wichtiges Thema für mich. Nur, wie sollte das jetzt zusammenpassen? Klar, Kinder entstehen ja aus Sex, nur nicht unbedingt aus dem, den ich gerade ausprobierte. Und ich muss sagen, einen Mann im passenden Alter zu finden, der sich für SM interessiert, frei ist UND auch noch Kinder will, erschien mir nahezu unmöglich. Ich hatte zwar verschiedene Beziehungen, doch irgendetwas passte immer nicht.

**Autsch**

**Vielleicht ist tatsächlich etwas dran, an dieser angeblichen Studie, die sagt, dass eine Frau um die 40 statistisch gesehen eher von einem Meteoriten erschlagen wird als einen Mann zu finden, der mit ihr Kinder haben will?**

Ja, solche Fragen stellt man sich tatsächlich. Was mir dann auch immer wieder begegnete, waren Tipps zum Thema Selbstliebe. Nach dem Motto: Du musst Dich erst selbst lieben, bevor es jemand anderes tun kann. Selbstliebe wird uns in allen Spiri-, Eso- und sonstigen Lebenshilfe-Ratgebern gepredigt. Und ist eine große Falle. Denn so wie es ursprünglich einmal gemeint war, wird es leider selten verstanden. Oberflächlich gesehen klingt es logisch. Und irgendwie auch gut. Es ist tausendmal einfacher, mich selbst toll zu finden, als jemand anderen dazu zu bringen, das zu tun. Und schaden kann ein wenig Selbstliebe ja nicht. Oder? Außer vielleicht, dass dadurch enormer Druck erzeugt wird. Ich weiß, wovon ich rede, ich war lange genug verzweifelter Single und habe mir diese vielen Bücher reingezogen. Habe mich jeden Tag selbst umarmt, und gemurmelt »Ich liebe mich, ich liebe mich, ich liebe mich, ich liebe mich« und gemeinhin erwartet, mein Traummann müsse doch nun endlich um die Ecke kommen. Habe mir immer wieder visualisiert, wie sehr ich mich selbst mag, mir alle möglichen Rituale ausgedacht, wie ich mich selbst noch mehr liebhaben kann. Leute, das ist alles nur im Kopf und hat nichts mit der Realität zu tun! Und dementsprechend kam ER auch nicht. Dafür wuchsen der Druck und mein schlechtes Gewissen, dass ich mich selbst immer noch nicht genug liebte.

**Dass ich ständig von allen möglichen netten Männern umgeben war, habe ich vor lauter Selbstliebe gar nicht wahrgenommen.**

Und je mehr ich mir meinen Traumpartner visualisierte, all seine Eigenschaften aufschrieb und Wünsche ans Universum schickte, desto größer wurde der Druck. Dabei ist die Lösung ganz einfach: HÖR AUF MIT DER HIRNWICHSEREI! Gönn dem Kopf eine Pause und mach Dein Herz auf!

Das kann man glücklicherweise für jeden Menschen tun, egal ob Traumprinz oder nicht, und es hilft immer, weil man den Fokus von den eigenen Bedürfnissen weglenkt. Über den wahren Knackpunkt bei Liebe, Sex und Beziehungen redet und schreibt fast niemand. Menschen, die in langfristigen Beziehungen leben, wissen, was ich meine. Eine gute Beziehung hat damit zu tun, dass man NICHT mit sich selbst beschäftigt ist. Sie entsteht, wenn man den anderen mehr liebt als sich selbst und für den anderen im Service ist.

## Der Gedanke: Ich muss mich erst einmal selbst lieben, hat einen fundamentalen Denkfehler!

Solange ich mich um mich selbst drehe, bin ich alles andere als attraktiv für jemand anderen. Wer will schon mit einem selbstverliebten Egomanen oder einer zickigen Egomanin zu tun haben, der/die »genau weiß, was er/sie (nicht) will«?
Eine wirklich gute Beziehung entsteht aus der Frage: »Was bin ich bereit zu geben?«, anstatt des ewigen »Was brauche ich, ich, ich …?«.

Rückblickend war das eine sehr interessante Zeit und ich habe viel über mich und andere Menschen gelernt. Wenn Du beginnst, Dich mit einem Thema wirklich auseinanderzusetzen, begegnen Dir auf einmal viele völlig unterschiedliche Meinungen, Ratschläge, bis hin zu Dogmen, und jeder meint, er wüsste, was für Dich gut ist. Die Kunst ist, in dem Wirrwar die eigene Wahrheit zu finden. Im Sex wurde ich immer freier, in der Liebe brauchte ich noch etwas Nachhilfe.

**Bist Du bereit, ein halbes Jahr lang alles für einen Mann zu tun, damit er groß rauskommt und erfolgreich und glücklich wird, ohne selbst irgendwelche Gegenleistungen zu erwarten?**

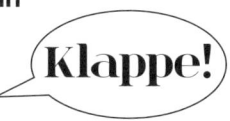

Diese Frage hat mir eine sehr wohlmeinende Person einmal gestellt, und sie hat mich damals schockiert. Was würdest Du darauf antworten?

Beim Sex ist es das Gleiche. Wer immer nur etwas haben, empfangen will – Zärtlichkeit, Geborgenheit, Befriedigung, was auch immer – der hat schlechte Karten und überfordert potenzielle Partner schnell. Das Zauberwort heißt Neugier: Wer anfängt, neugierig auf den Partner zu sein und erstmal dessen Wünsche zu erfüllen, zu schauen, was der andere braucht, erlebt etwas Neues, eine neue Dimension. Dafür muss er sein Herz öffnen und seine Aufmerksamkeit von sich selbst weglenken und sie der anderen Person und deren Bedürfnissen schenken. Dann ist etwas Großes möglich, und die Selbstliebe stellt sich gleichzeitig ganz selbstverständlich ein.

**Es sollte nicht heißen »Liebe Dich selbst«, sondern »Öffne Dein Herz«.** Ein Gedankenspiel: Wie wäre es, wenn Du einmal einen Monat lang beim Sex auf die Bedürfnisse Deines Partners achtest und ihn glücklich machst – ganz egal wie es Dir gerade geht und worauf Du Lust hast? Kannst Du dir nicht vorstellen? Ein Monat ist viel zu lang? Okay, wie lange könntest Du das durchziehen? Vielleicht zwei Wochen? Oder eine?

Möglicherweise denkst Du, das machst Du sowieso schon die ganze Zeit. Tust immer alles für SIE, machst genau das, was sie will, hast nur dann Sex, wenn Madame grad mal Lust hat … oder Du hast überhaupt nur Sex, weil ER es will, hast selbst eigentlich gar kein Bedürfnis danach, und wenn's gar nicht geht, na dann lässt Du es halt über Dich ergehen. FÜR IHN …

Nein, liebe Leserinnen und Leser, das ist nicht das, was ich meine. Ich meine etwas ganz anderes. Ich meine echten Service für Deinen Partner. Ich meine, dass Du wirklich das tust, was sich der andere aus tiefstem Herzen wünscht, dass Du für ihn da bist, dass Du Dich völlig seinen oder ihren Wünschen hingibst und Freude dabei hast, mitzumachen. Bei dieser Vorstellung stellt es sicher vielen, vor allem den Frauen, die Fußnägel hoch. ER soll doch bitte erst einmal auf *meine* Wünsche eingehen … Nein, es ist genau umgekehrt! Guter Sex beginnt mit Service. Probier es einen Monat lang aus. Und wenn Dir das zu viel ist: Im Tantra gibt es eine Übung, das sogenannte »Königsspiel«. Da erfüllt man dem anderen einen Abend lang alle Wünsche, ohne selbst etwas zu wollen, und das dauert maximal ein paar Stunden. (Das ist auf Seite 96 ausführlicher beschrieben). Für die, die ratlos sind und nicht genau wissen, wie sie das anstellen sollen:

**Wenn Du eine Frau bist**
Dein Mann liebt Deine Weiblichkeit und alles, was dazugehört: Deine Haare, Dein Lächeln, Deine Brüste, Deine Muschi, Deine Unbekümmertheit, Deine Spontaneität, Deine Hingabe, Deine Lieblichkeit, Deine Reaktionen auf das, was er mit Dir anstellt, dass Du Dich windest, dass Du stöhnst. Dass Du es liebst, was er tut. Eben dass Du eine Frau bist. Wenn Du ihm das gibst, wird er glücklich sein. Dein Hauptjob ist schlichtweg, beim Sex Spaß zu haben!

**Wenn Du ein Mann bist**
Deine Frau liebt Deine Männlichkeit und alles, was dazugehört: Deine Kraft, Deine starken Hände, Deine Entschlussfreudigkeit, Deinen Kampfgeist. Aber auch Deine Fähigkeit, Dich auf ihre Wünsche einzustellen und das zu tun, was sie glücklich macht. Deine Fähigkeit, sie mit Deinen Liebhaberkünsten zum Wahnsinn zu treiben. Dein Hauptjob beim Sex ist schlichtweg, Deiner Partnerin Spaß zu bereiten!

A propos Service: Die meisten Männer lieben es, für Frauen im Service zu sein, vom Türaufhalten bis hin zum Nacktputzen. Mädels, gebt den Jungs mehr Chancen dazu! Was es nicht alles gibt … Bei meinen Recherchen bin ich auf eine brandneue, sympathische Agentur für männliche Nacktputzer gestoßen: *www.putzpimmel.com*

Zum Thema Service habe ich ein sehr interessantes Interview geführt mit einer Frau, die ein Jahr lang als Prostituierte gearbeitet und das Thema Sex aus einer ganz anderen Perspektive kennengelernt hat. Hier ihre wichtigsten Erkenntnisse aus diesem gemeinhin als so fragwürdig geltenden Job …

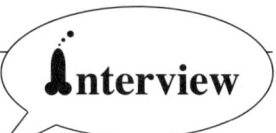

# »Frauen können lernen, jederzeit einen Orgasmus zu haben.«

**Interview mit Bianca S., Hobby-Prostituierte.**

»Wenn Du lernst, Dich hinzugeben, kannst Du jederzeit einen Orgasmus haben. Und wenn Du Dein Herz öffnest, ist es auch egal, mit welchem Mann …«, sagt Bianca, eine junge Frau Ende zwanzig. Sie ist eine Freundin von mir, die ein Jahr lang als Prostituierte in einem Münchner Massagestudio arbeitete. Bianca ist so ganz anders, als man sich eine Hure vorstellt. Ich habe mich sehr gefreut, dass sie mir meine neugierigen Fragen beantwortet hat. Bianca beherrscht das »Squirting«, das »weibliche Abspritzen«. Das ist bei Männern sehr beliebt, denn das können nur wenige Frauen und auch nur, wenn sie tatsächlich einen Orgasmus haben. Wir haben uns in der Lounge der Deutschen Bahn im Münchner Hauptbahnhof getroffen. Dort gibt es sehr leckeren Latte Macchiato, und zwischen all den Reisenden und Geschäftsleuten über ein solch ungewöhnliches Thema zu sprechen, hat uns beiden Spaß gemacht …

**Bianca, als wir uns 2008 kennengelernt haben, warst Du Hausfrau und Mutter und hast nebenbei für eine Telefon-Firma gejobbt. Und Du hast Kampfsport gemacht …**

Ich war schon immer sehr neugierig und habe viel ausprobiert. *Lacht*. Was ich seit jeher liebe, ist Motorradfahren, und ich bin auch ein sehr körperlicher Mensch. Ja, ich habe damals Kampfsport gelernt. Im Taekwondo-Kurs erfuhr ich zum ersten Mal, wie ich jeden einzelnen Millimeter meines Körpers spüren kann. Der Kampfsport war zu dieser Zeit genau das Richtige für mich, um mich weiterzuentwickeln und um mich richtig mit meinem Körper zu verbinden.

**Du hast dann bei einer Porno-Film-Produktion mitgemacht. Wie bist Du dort hingekommen? Was hat Dich neugierig gemacht?**

Ich habe Castings mitgemacht, weil ich gern als Model jobben wollte. Ein Produzent engagierte mich, und als ich sein Studio besichtigte, war ich völlig fasziniert. Ich musste einen Fragebogen ausfüllen, was ich alles machen würde, also ob auch erotische Fotos oder (Teil)akt oder Filmdrehen. Ich habe das damals alles noch nicht angekreuzt. Der Produzent hat erstmal ganz normale Fotos von mir gemacht, anfänglich war das wirklich ganz harmlos und hat mir unheimlich viel Spaß gemacht, und er hat mich dann auf »das Andere« hintrainiert.

**Hintrainiert? Ähm, wie muss ich mir das vorstellen???**
Das hat langsam angefangen und ging dann immer weiter. Wir haben zum Beispiel einmal Bilder für Beate Uhse gemacht, zunächst nur in Dessous, dann mit Dildos. Das war super, ich hatte ja schon immer Spaß mit vielem, was mit Sex zu tun hat. Solche Fotos zu machen, hat mich echt gereizt, und ich war neugierig, da noch weit mehr auszuprobieren. Das hat er gesehen. Irgendwann hat er mich gefragt, ob ich nicht auch einmal mitdrehen wollte. Ich gebe zu, was mich vor allem interessiert hat, war der Raum, in dem die Models gestylt wurden. Ich wollte da auch einmal drinsitzen und zurechtgemacht werden. Irgendwann habe ich dann gesagt: »Okay, aber nur, wenn ich nicht erkannt werde.« Das war kein Problem. Ich konnte eine Perücke tragen. Und dann habe ich es einfach aus Spaß versucht. Der Produzent hat mir alles gezeigt und erklärt, wie ich was machen muss beim Drehen. Wo ich meine Hände haben darf und wo nicht, ob mit oder ohne Lachen, ob ich in die Kamera blicken soll oder nicht.

**Wo darfst Du denn die Hände nicht haben?**
Na, vor der Kamera ist schlecht, die Hände dürfen nichts verdecken. Man muss auch immer schauen, wohin man sich dreht, damit die Kamera alles sieht.

**Was war dann der erste pornografische Film, den Du gedreht hast?**
*Lacht*. Shit, wie soll ich das sagen? Nun, das war ein Gang-Bang-Film - mit ganz viel Sperma.

**Das war Dein erster Film???**
Ja, das waren gleich drei verschiedene Aufnahmen.

**Mit wie vielen Männern?**
Gezählt habe ich sie nicht. Ich würde schätzen, so zwischen 10 bis 15, plus Publikum.

**Jetzt brauche ich erstmal eine Pause ...** *hole uns beiden einen Latte Macchiato*

**Das ist aber schon ganz schön krass, oder?**
Ich habe gleich krass angefangen, ja. Ich bin halt krass! Wie gesagt, eigentlich wollte ich als Model für Mode und Motorrad arbeiten. Ich habe sogar einmal eine professionelle Model-Schule besucht. Und dann entdecke ich so etwas für mich ... *Lacht*. Es hat mir einfach unglaublich viel Spaß gemacht.

### War das Deine erste Erfahrung mit Gruppensex in dem Film?

Nein, meine erste Gruppensexerfahrung habe ich schon mit 22 gemacht, da hatte mich ein guter Freund mit in den Swingerclub genommen. Und das war genial. Ich dachte damals: *Wow, das ist ja wie live in einem Pornofilm!* Damals bin ich darauf neugierig geworden und habe dann angefangen, bewusst weiter in diese Richtung zu forschen.

### Bei Deinem ersten Clubbesuch gleich Gang-Bang ...?

Ja, aber nicht ich selbst. Da war eine Frau, die hatte etliche Männer, die haben richtig Schlange gestanden. Das hat mich fasziniert. Ich habe mich gefragt, wie macht die denn das, das geht doch gar nicht. Damals in meinen jungen Jahren. Ich war voller Neugier. Dass ich das einmal selbst so erleben würde, hätte ich zu dem Zeitpunkt nicht gedacht.

### Gehst Du seitdem regelmäßig in Clubs?

Ja klar, sehr gerne, aber es ist unterschiedlich, wie oft ich gehe. Hängt auch davon ab, ob ich gerade einen Partner habe. Ohne Partner gehe ich öfter. Und wenn ich einen Partner habe, kommt es darauf an, wie der so drauf ist und ob er bereit ist, mitzukommen. Jede Woche ist mir aber auf jeden Fall zu viel.

### Wie ging das weiter nach diesem Film?

Ein Jahr später habe ich einen weiteren Gang-Bang-Film bei derselben Produktionsfirma gedreht. Beim dritten Film kam ich dann mit einigen Darstellen ins Gespräch, die mich an eine andere Produktionsfirma vermittelten, die private Porno-Clips fürs Internet dreht. Über die bin ich zu weiteren Produktionsfirmen gekommen. Mit so einer habe ich dann auch einen Fetischfilm gedreht. Mein erstes Fetisch-Erlebnis war tatsächlich im Film beim Drehen. *Lacht*.

### Wie bist Du vom Film zu Deinem »Job« gekommen?

Ich war auf Jobsuche, und einer der Produzenten hat mir den Job in dem Massagestudio vermittelt.

### Also, unter Massagestudio verstehe ich: Ich gehe da hin und bekomme eine Massage ...

Ja, das habe ich auch gedacht! Massieren kann ich ja, und ich wusste anfangs selbst nicht genau, worauf ich mich da einließ und was da alles angeboten wird. Aber ich war neugierig ...

**... sagt man heute nicht mehr »Puff«?**
Es gibt viele verschiedene Namen dafür. Jedes Studio ist anders, sieht unterschiedlich aus und hat verschiedene Angebote. Ich bin damals dann dort rein und habe mich vorgestellt. Schließlich war ich schon immer neugierig darauf, wie es »da drin« aussieht. Als Frau kommst Du normalerweise ja nicht in solche Clubs rein. Ich fand das cool, und natürlich war es eigentlich auch schon wieder ganz schön krass. Ich habe mir das Studio also einen Tag lang angeschaut, die Kolleginnen interviewt und sie mit allen möglichen Fragen gelöchert: wie sie ihre Kunden bedienen, wie das alles funktioniert. Zusehen durfte ich leider nicht, doch alle meine Fragen wurden beantwortet. Ich war dann pragmatisch: Ich suche einen Job, ich mache gern Sex, die Leute sind sehr nett, also probier ich´s doch einfach aus.

**Da kommen die Männer also nicht nur hin, um massiert zu werden ...**
Doch, manche kommen ja tatsächlich nur, weil sie eine Massage wollen. Allerdings »Massage mit Happy End«. Das gehört immer dazu.

**Gehen da eigentlich auch Frauen hin?**
Nein, die dürfen gar nicht rein. Außer sie arbeiten dort. Pärchen sind theoretisch möglich, das hätte mir auch Spaß gemacht. Während meiner Zeit waren aber nie welche da.

**Wie läuft ein ganz normaler Arbeitstag ab?**
Das ist tatsächlich genauso, wie wenn Du morgens zur Arbeit fährst. Du nimmst die Bahn dorthin, hängst auf dem Weg Deinen Gedanken nach. Okay, ich dachte schon manchmal: *Wenn die wüssten, was ich gleich tue.* Dann gehst Du in den Club rein, ziehst Dich um oder besser aus, und wartest auf die ersten Kunden.

**Und die kommen rein und suchen sich eine Frau aus?**
Ja, genau. Ich bin allerdings auch selbst aktiv geworden in Sachen Kundenwerbung. Da hatte ich auch Unterstützung durch den Typen von der Produktionsfirma, der hat mir beispielsweise ein Internetprofil gemacht. Ich habe die Zuschriften selbst beantwortet, habe mit den Interessenten telefoniert und ihnen gesagt, wo sie mich finden können. Und die sind dann ganz gezielt zu mir gekommen. Ansonsten ist es so, dass ein Mann reinkommt, in einen speziellen Raum, in dem sich alle Frauen vorstellen. Wir waren damals zwischen fünf und zwölf Frauen. Und der Mann sucht sich eine aus.

**Mit der geht er dann auf ein Zimmer und bleibt dort für eine Stunde oder wie lange?**

Das kommt darauf an, was er haben will. Ein *Quickie* dauert 10 bis 15 Minuten, und kostet 60 Euro, eine halbe Stunde kostet 100 Euro und eine Stunde 200. Die meisten nehmen eine halbe Stunde. Ich bekomme von allem die Hälfte, den Rest das Studio.

**Gibt es auch die Klischee-Männer wirklich, die schnell mal reinkommen, um sich Erleichterung zu verschaffen?**

Klar, es gibt auch Kunden, die kommen einfach nur kurz vorbei, gehen über Dich rüber und hauen wieder ab. Die sind auf Geschäftsreise oder wollen schnell Druck loswerden. Das ist dann der Quickie für 60 Euro. Das nehmen die, die keine Zeit oder kein Geld haben.

**Was hast Du denn in dem Job über Business gelernt?**

Wichtig ist, dass Du bei Deinen Zeiten und Deinen Stundensätzen bleibst. Ich habe mich nie unter Wert verkauft. Der Quickie kostet 60 Euro, Punkt. Ich ver-handle nicht. Und ich habe viel für mein Marketing und meine Positionierung gemacht und meine Kunden gut betreut, ich hatte viele Stammkunden. Ganz wichtig ist, dass Du lieferst, was Du angibst zu bieten. Deswegen war es von so großer Bedeutung, dass ich zum Orgasmus komme, zu einem echten Orgasmus. Weil die Männer ja genau dafür zu mir gekommen sind. Ich habe denen gezeigt, wie es funktioniert, was sie tun sollen. Außerdem habe ich immer eine richtig persönliche Verbindung zu den Gästen aufgebaut, die haben gespürt, ich bin ein Mensch und mit mir kann man auch reden.

**Es gibt doch das Klischee, dass man nicht küsst. Ist das immer noch so?**

Das Küssen ist für manche heutzutage ein Angebot, das man kaufen kann oder nicht. Und Du entscheidest selbst, ob Ja oder Nein. Ich finde, das kommt auf die Sympathie an, und das sage ich immer schon am Telefon. Es gab wirklich einmal einen Kunden, der kam herein und fragte mich: »Und – bin ich Dir sympathisch?« Was sollte ich da sagen? Der war mir auf Anhieb unsympathisch und ich dachte: Mist, was sagst Du jetzt? Das waren so meine Anfänge …

**Und was hast Du gesagt???**

Na ja, ich habe dann ganz ehrlich »Nein!« gesagt, und er ist wieder gegangen. Du lernst mit der Zeit, wie man küsst, welche Küsse Du machen kannst und willst, was Dir selbst angenehm ist. Und wenn Du mit jemandem nicht willst, dann küsst Du ihn halt nicht.

**Wie viele Kunden hattest Du denn am Tag?**
Ich würde sagen, so drei bis vier, mein Rekord waren zehn. Dann ging allerdings auch nichts mehr.

**Ist das nicht unglaublich anstrengend, den ganzen Tag Sex zu haben?**
Ja, das ist unheimlich anstrengend. *Lacht*. Aber es macht auch unheimlich viel Spaß. Andere sitzen im Büro und sortieren Akten oder telefonieren und schlagen sich mit allen möglichen Leuten herum. Das ist ja auch anstrengend. Und ich hatte einfach Spaß und wurde dafür bezahlt. Dieser Job gab mir Energie. Natürlich hatte ich auch hier gute und schlechte Tage. Aber insgesamt machte es mir so viel Spaß, dass ich alle Männer glücklich machen konnte.

**Das hat doch sicher viel mit Körperbeherrschung zu tun?**
… und mit Hingabe! Ich habe gelernt, einen Orgasmus zu bekommen, wenn er dran ist. Das kann man wirklich lernen. *Lacht*. Wie soll ich das erklären? Ich habe da so viel gelernt … Vor allem, mich hinzugeben und nachzugeben. Wenn Du das kannst, kannst Du jederzeit zum Höhepunkt kommen. Egal mit wem. Das ist ja etwas, das in unserem Körper passiert. Das ist mein wichtigster Tipp an die Frauen: sich im Kopf so freizumachen, dass Du Dich tatsächlich hingeben kannst. Und dann kannst Du so lockerlassen, loslassen, dass Du ziemlich schnell zum Orgasmus kommst.

**Was passiert körperlich, wenn ein Mann kommt, der dir gar nicht gefällt? Was machst Du dann? Oder ist das egal?**
Hmm, ich würde sagen, das ist tatsächlich egal.

**Hää?**
Ich weiß das klingt vielleicht fremd, oder sogar absurd, aber vom Körper her ist es tatsächlich egal. Denn es ist immer Haut, die ist halt manchmal fest oder weich, man kann sich entweder reinknuddeln oder Muskeln spüren. Gerade diese Abwechslung hat mir sehr gut gefallen. Unterschiede bestehen vor allem beim Geruch. Das ist teilweise schwierig. Dagegen kann man eine Abneigung haben, das stimmt. Aber da gibt es auch Lösungen. Wenn jemand stinkt, steckst Du ihn unter die Dusche, das steht Dir jederzeit zu. Du kannst auch immer Nein sagen,

das steht Dir auch zu. Das kommt aber selten vor. Oder man macht einfach die Nase zu und bedient den Kunden, der ist happy danach und dann ist es auch gut.

### Aber das geht doch sicher nicht mit allen ...

Ich habe auch schon Kunden abgelehnt. Aber wirklich sehr selten. Was ich in meinem Job gelernt habe ist, jeden zu lieben. Ich mache mein Herz auf. Das sind alles Menschen mit Sorgen und Ängsten. Wenn Du jeden liebst, kannst Du auch mit jedem Liebe machen. Dann ist es egal, wie der aussieht, wie groß er ist, ob er dick oder schlank ist. Wenn Du jemandem wirklich ohne Vorurteil begegnest, Dein Herz öffnest und jeden so nimmst, wie er ist, kannst Du tatsächlich mit jedem Sex haben. Das finde ich schlimm, dass viele Frauen mit ihrem eigenen Partner nicht so umgehen.

### Wie ist das, wenn Du beruflich so viel Sex hast, macht Dir das dann privat überhaupt noch Spaß?

Es ist ein Unterschied, ob Du das beruflich oder privat machst. Privat ist es noch mal ein ganz anderes Geben und Nehmen. Beruflich hast Du einen bestimmten Ablauf drin, und ja auch nur eine begrenzte Zeit, in der musst Du fertig werden. Der Mann will bestimmte Dinge, für die er bezahlt. Einen geblasen kriegen, Dich lecken, eine Massage, und es ist Dein Job, das richtig zu timen. In diesem Job habe ich extrem viel über Führung gelernt. Ich führe den Mann in seinen Spaß, lasse dabei selbst komplett locker, und das alles mit Zeitvorgabe. Da lernst Du, wie man Leute führt und gleichzeitig vorgegebene Zeiten einhält. *Lacht*.
Das ist privat anders, da kann ich selbst noch viel mehr genießen, ohne Zeitdruck. Und es ist natürlich auch ein Unterschied, ob mit oder ohne Kondom. Beruflich ist immer die Barriere dazwischen, das macht viel aus.

### Ist es anders, wenn Du Geld bekommst?

Ja, auch das. Es macht einen großen Unterschied, ob mich ein Fremder gegen Geld anfasst oder ohne Geld. Ich war vor einiger Zeit allein in einem Swingerclub. Das war einige Wochen nach Beendigung meines Jobs, und da habe ich das total gemerkt: Wenn mich ein Fremder anfasst, der nicht auf Anhieb mein Typ ist, dann sage ich Nein. Ich bin dann privat und schaue nach Menschen, die mir mit allem angenehm sind. Ich sehe dann anders hin. Wenn mich ein Mann für eine Leistung bezahlt, ist das was anderes, sozusagen ein Dienst am Mann. Ich gebe ihm die Liebe, für die er mir Geld gibt.

**Was ist der größte Unterschied bei diesem Job im Vergleich zu einem »normalen« Job? Du sagst, Du hast schon viel ausprobiert ...**

Dass es wirklich Spaß macht! Und: Ich konnte komplett selbst bestimmen. Wir hatten Öffnungszeiten, an die sollte man sich zwar weitgehend halten, aber es war auch möglich, später zu kommen oder früher zu gehen. Ich bin Mutter, wenn mit meinem Kind etwas war, konnte ich einfach gehen. Ansonsten war es tatsächlich, wie wenn man ins Büro ginge, man war in diesen Räumen ... Es gibt Frauen, die sind fast ausschließlich im Studio, die verlieren den Bezug zur Realität. Das ist schon ein Problem. Das ist dann so ähnlich wie bei Leuten, die nur im Büro hocken. Und im Studio gibt es natürlich auch viel Zickenkrieg unter den Frauen, das ist vor allem so, wenn man kein Leben und keine Freunde »draußen« hat. Es gibt Frauen, die machen das sieben Tage die Woche. 24 Stunden lang. Die wohnen da und haben nichts anderes. Für mich war das mehr wie ein sehr gut bezahltes Hobby.

**Wieso hast Du den Job an den Nagel gehängt?**

Ich habe einen netten Mann getroffen. Und ich wollte beruflich wieder etwas Neues kennenlernen.

**Du hast in diesem einen Jahr doch sicher viel über Männer und Frauen gelernt. Was wollen Männer beim Sex?**

*Lacht*. Abspritzen!

**Es ist wirklich so simpel?**

Nein, nicht nur. Männer wollen angefasst werden, sie wollen eine Frau spüren. Und sie wollen Liebe. Ich hatte viele Männer, die waren verheiratet und erzählten, mit ihren Frauen liefe nichts mehr, alles sei eingefahren. Die freuten sich total, wenn sie einfach von einer Frau umarmt, gestreichelt, geliebt wurden. Denn das bekamen sie in ihren Beziehungen nicht mehr.

**Welchen Tipp kannst Du den Frauen in diesen Beziehungen geben?**

Macht Euch locker! Das ist das Wichtigste. Schaltet den Kopf aus, vergesst den Haushalt, beobachtet, wie es dem Mann geht, was braucht er? Hauptsache, ihr seid in Kontakt mit dem Mann, körperlich. Macht einfach mal mit und habt Spaß. Männer mögen es, wenn die Frauen Vergnügen haben. Und Spaß zu haben, das kann man lernen. Viele Männer sind zu mir gekommen, weil ich immer einen Orgasmus habe. Das wollten sie erleben. Ich muss allerdings dazu sagen, das war früher bei mir auch nicht so. Das hat sich erst entwickelt mit dieser Porno-dreh-Geschichte. Ich habe gelernt, einfach mitzumachen und mich hinzugeben, auch fremden Männern. Anders hast Du da keine Chance. Erst dadurch sind die Orgasmen bei mir entstanden.

**Sollten Frauen dann als Therapie Pornofilme drehen …?**
Da muss jede ihren eigenen Weg finden. Loslassen und lockermachen im Kopf ist der erste Schritt. Der nächste Schritt ist, neugierig zu werden, was macht der Mann mit mir und wo gefällt es mir. Wirklich, erstmal hineinspüren, was finde ich schön, was mag ich, und was nicht? Wenn Männer offen sind, kann man ihnen alles beibringen. Ich habe den Männern in kürzester Zeit beigebracht, was sie tun müssen, um mich zum Orgasmus zu bringen. Der Mann muss wissen, was Dir gefällt, dann kann er genau das auch machen. Und wenn Mann weiß, wie er Dich zum Höhepunkt bringt, dann wird er immer wieder diesen Weg gehen.

**Macht regelmäßiger Sex gesund?**
Ja! Auf jeden Fall! Was echt interessant war: der erste Filmproduzent hat immer gesagt: »Wenn die Menschen mehr Sex hätten, würde die ganze Welt viel fried-licher werden.« Das fand ich richtig cool, damit hat er recht. Deshalb produziert der Sexfilme, das ist sein Anliegen.

**Ach was …**
Er war beim Arzt und hat seine Blutwerte kontrollieren lassen, und der Arzt ist jedes Mal erstaunt, dass der so unglaublich gute Werte hat. Was er dazu sagt ist simpel: Er hat halt jeden Tag Sex. Sex macht gesund. Bei den Männern kann man das ja auch anhand verschiedener Werte messen. Frauen bewerten es an-hand ihres Glücksgefühls … Und wenn Du glücklich bist, bist Du gesund!

**Danke für das aufschlussreiche Gespräch!**

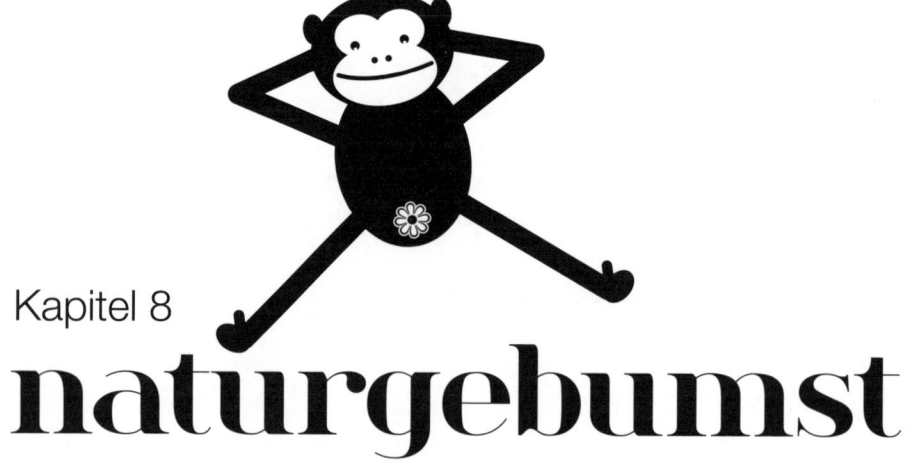

Kapitel 8

# naturgebumst

# naturgebumst

**Wenn es nach der Biologie geht, könnten wir in Harems leben. Obwohl die Natur das Männliche eigentlich nur aus der Not heraus erfunden hat. Was wir aus dem Tierreich, der Biologie und anderen Kulturen lernen können. Kleiner Exkurs in die Natur. Der Transfer fürs eigene Leben kann verblüffen. Und so viel sei verraten: Es macht tierisch viel Spaß!**

Ich bin Naturwissenschaftlerin, daher interessiert mich das Thema Sex natürlich auch aus evolutionsbiologischer Sicht. Deshalb hier nun mal ein Kapitel, das ganz anders ist als die anderen. Sex ist das Natürlichste der Welt – könnte man meinen. Doch keine andere »Tierart« macht ein derartiges *Bohei* darum wie wir Menschen. Im Tierreich gibt es alles: Monogame, lebenslange Beziehungen, die gleich beim ersten Sex entstehen, Harems, Weibchen, die ihre Männer nach der Begattung auffressen und Männchen, die den Weibchen ihr Sperma mit einer Art Speer direkt in den Bauch rammen – eine passende Öffnung zu suchen würde zu lange dauern. Manche Tiere haben Vorrichtungen an ihrem Penis, um das Sperma des Vorgängers wegzuräumen und anderen ist das alles viel zu kompliziert, sie vermehren sich per Jungfernzeugung. In manchen Dingen unterscheiden wir Menschen uns von den Tieren, in anderen gar nicht. Keine Sorge, das hier soll kein Buch über Biologie werden, doch es gibt einige sehr spannende Dinge, die ich Euch, liebe Leser, nicht vorenthalten möchte. Drei Dinge, die mir beim Blick in die Natur besonders aufgefallen sind:

**1. Wir Menschen haben ja bekanntlich zu fast 99 Prozent das gleiche Erbgut wie unsere nächsten Verwandten, die Schimpansen. Wie ähnlich sind wir uns beim Sex?**
Im Frühjahr besuchte ich eine sehr interessante Ausstellung in Stuttgart: Sex – Motor der Evolution. Ein ganzes Museum nur zum Thema Sex samt Begleitbuch, wunderbar für meine Recherchen. Hier haben sich Menschen die Mühe gemacht, alles zusammenzustellen, was es zu diesem Thema in der Natur zu entdecken gibt. Von der Kontaktbörse über das erste Date bis hin zum Tag danach und der Frage: **Warum überhaupt Sex?**

Besonders interessant fand ich die Abteilung »Primatensex«. Denn der Vergleich zu unseren nächsten tierischen Verwandten, den Menschenaffen, lässt doch unter Umständen Rückschlüsse auf die »ursprüngliche« menschliche Sexualität zu. Menschen sind sicherlich die einzigen Lebewesen, die bewusst über Sexualität nachdenken (wobei das gelegentlich ohne Verstand passiert). Und wir sind die einzigen, die ein sehr komplexes kulturelles, religiöses und soziales Regelwerk darum herum gebastelt und diesen ganz natürlichen Instinkt fast komplett von dem ursprünglichen Bedürfnis abgekoppelt haben.

**Wie tun es die Schimpansen?**

Schimpansen-Männchen haben einen langen Penis, große Hoden und brauchen für den Sex gerade mal sechs bis sieben Sekunden! Sie erzeugen mit ihren Riesenhoden eine regelrechte Spermienüberschwemmung im Weibchen, und sobald die Dinger drin sind, verwandeln sie sich in einen Gelpfropf, so ähnlich wie ein großes Gummibärchen, damit der nächste nicht zur Zeugung kommt. Schimpansinnen lieben nämlich Seitensprünge, und davon nicht zu wenige. Promiskuität ist bei unseren nächsten Verwandten weitverbreitet.

Vergleichbar geht es bei den Bonobos zu, einer Affenart, die den Schimpansen optisch sehr ähnlich sieht, insgesamt aber sehr viel friedlicher ist. Bei den Bonobos haben die Frauen das Sagen, sie verbünden sich zu Gruppen und haben auch sexuelle Kontakte untereinander. Promiskuität in alle Richtungen also. Die Bonobo-Männchen haben ebenfalls große Hoden und einen ziemlich langen Penis, doch sie sind nicht so aggressiv wie die Schimpansen. Weil sie Konflikte lieber mit Sex als mit Kampf lösen, gelten sie gemeinhin als die Hippies unter den Primaten. Das Interessante: Nach Entschlüsselung ihres Erbgutes haben Forscher herausgefunden, dass Bonobos in manchen Gensequenzen den Menschen ähnlicher sind als den Schimpansen ...

Bei beiden Affenarten sind die Männchen im Durchschnitt 10 bis 20 Prozent größer und schwerer als die Weibchen. Bei den Gorillas und Orang-Utans ist das ganz anders. Die Männchen dieser Affenarten sind fast doppelt so groß und schwer wie die Weibchen. Sie haben dafür kürzere Penisse und kleinere Hoden. Diese Affenarten leben *polygyn,* das heißt: in einem Harem. Ein Männchen hat mehrere Weibchen, die es regelmäßig beglückt. Das Männchen imponiert vor allem durch seine Körpergröße und hält Konkurrenten fern, es braucht keine großen Geschlechtsorgane, denn es muss sich keine Sorgen machen, dass ihm eines seiner Weibchen fremdgeht.

**Ganz anders bei den Gibbons:** Diese Affenart hat die kleinsten Hoden und Penisse. Männchen und Weibchen sind in etwa gleich groß und gleich schwer – und sie leben monogam. Bei ihnen gibt es wenige Kämpfe um die Weibchen, daher brauchen die Männchen weder ausufernde Geschlechtsorgane noch imposante Körpergrößen.

## Welche Rückschlüsse kann man aus Körper-, Penis- und Hodengröße auf das Sexleben ziehen?

- **Männer sind** in Deutschland 10 bis 15 Zentimeter größer und durchschnittlich 20 Prozent schwerer als Frauen. Ähnlich wie die promisken Schimpansen und Bonobos.
- **Was die Hodengröße und Spermienproduktion betrifft,** brauchen die promisken Arten einfach »mehr«, um sich gegen die vielen Konkurrenten durchzusetzen. Im Gegensatz dazu haben monogame und polygyne (=Harem) Arten kleinere Hoden und weniger Spermien zu bieten. Ist ja auch nicht notwendig, wenn keine Konkurrenz lauert. Die Natur ist sparsam. Der Mensch liegt, was die Hodengröße betrifft, recht nah am Haremsbesitzer, die Spermienmenge spricht aber durchaus für Promiskuität.
- **Wenn man sich die Paarungsdauer und -häufigkeit anschaut,** kann man sagen, die promisken Arten treiben es oft und schnell, und die Spermien werden in Windeseile nachproduziert. Hier ist der Mensch eher mit den langsameren Haremsbesitzern und monogamen Arten vergleichbar. Die Paarungsdauer hat einen großen Einfluss auf die Bindung, die zwischen den Partnern entsteht. Vor allem bei den Weibchen spielt beim Orgasmus das Hormon Oxitocin, das Bindungshormon, eine große Rolle. Je länger die Paarung dauert, desto stärker die Bindung an den Partner. Das spricht beim Menschen eher nicht für Promiskuität.
- **Die Empfängnisbereitschaft der Weibchen ist** vor allem bei den promisken Schimpansen unübersehbar, sie bekommen einen knallroten Hintern, sobald sie fruchtbar sind. Beim Menschen hingegen ist nicht so offensichtlich, wann die Frau den Eisprung hat, man spricht hier von versteckter Ovulation. Ein Mann bekommt selten mit, dass seine Frau gerade fruchtbar ist, meistens merkt es die Frau selbst nicht. Dieser Fakt spricht eher für Monogamie oder Harem.
- **Der Mensch hat übrigens einen vergleichsweise großen Penis.** Dieser dient auch aufgrund seiner speziellen Form vor allem dazu, die Menschenweibchen besser zu befriedigen. Diese haben im Gegenzug vergleichsweise große Brüste, die vor allem als sexuelles Signal für die Männer dienen.

# Was die Penislänge mit Polygamie zu tun hat ...

| | Penislänge Hodengröße | Körpergröße Beziehungen |
|---|---|---|
| Gibbon | 2 cm<br>1 ‰ | Monogamie |
| Orang-Utan | 9 cm<br>0,5 ‰ | Polygynie |
| Gorilla | 5 cm<br>0,2 ‰ | Polygynie |
| Schimpanse | 14 cm<br>2,7 ‰ | Promiskuität |
| Bonobo | 17 cm<br>3,5 ‰ | Promiskuität |
| Mensch | 15 cm<br>0,6 ‰ | Monogamie<br>Polygynie<br>Polyandrie<br>Promiskuität |

Alles in allem gibt es keine klaren Ansagen aus der Biologie, wie Menschen nun von ihrer Natur aus sexuell ticken. Wir sind wahrscheinlich doch zu individuell, und bei uns spielt eben auch die Kultur noch eine riesengroße Rolle. Apropos Kultur: Völkerkundliche Aufzeichnungen aus den 70er Jahren sprechen davon, dass viele menschliche Gesellschaften weltweit gesehen nicht monogam leben, sondern dass die bevorzugte natürliche Form der Harem ist. Was in der Konsequenz bedeutet, dass viele Männer auf der Strecke bleiben, weil sie keine Frau abkriegen. Das wiederum wird durch die These einiger Molekularbiologen bestätigt, die behaupten, unsere heutige Gesellschaft stamme von doppelt so vielen Frauen wie Männern ab. Die Wissenschaftler wollen mithilfe von DNA-Analysen herausgefunden haben, dass sich im Laufe der Geschichte nur etwa jeder dritte Mann reproduziert hat. Ganz konkret bedeutet das: Es gab schon immer wenige Männer, die viele Kinder, und viele Männer, die keinen Nachwuchs gezeugt haben. Interessant, oder?

Und aus Sicht einer Frau sogar nachvollziehbar. Alle Frauen stehen auf starke Alphamänner, immer sehr beliebt waren Könige, Prinzen, Ritter, Piraten und auch Räuber und Rabauken. Sogar Vergewaltiger hatten, was das Kinderzeugen anbetrifft, wahrscheinlich bessere Karten, als der schüchterne Bauernjunge von nebenan. Was übrigens nur relativ selten in menschlichen Gesellschaften vorkommt, ist Polyandrie, die »Vielmännerei«, also eine Frau und mehrere Männer. Schade eigentlich ...

## 2. Manches von dem, was wir Menschen treiben, ist ganz anders als das, was die Natur überall sonst tut. Warum eigentlich?

Beim Besuch der Stuttgarter Sex-Ausstellung fiel es mir gleich am Anfang schon auf: Fast überall im Tierreich sind die Weibchen eher unscheinbar und grau und die Männchen bunt und auffällig. Und die Männchen buhlen mit allen ihren biologischen Mitteln um die Gunst der Weibchen. Nur der Schönste, Lauteste, Cleverste, Schnellste oder Waghalsigste darf »ran«. Männer präsentieren sich und strengen sich an, Frauen wählen aus.

Bei uns Menschen ist das irgendwie anders – zumindest scheint es in vielen Ländern, vor allem den zivilisierten, so zu sein. Die Frauen sind diejenigen, die bunte Kleider und hohe Schuhe tragen und sich schminken. Sie malen ihre Lippen rot, drücken ihre Brüste mit Push-ups hoch und tun das alles, um den Männern zu gefallen. Die Männer tragen Einheitslook mit grauem Anzug und Krawatte, machen einen auf obercool und das finden wir sexy. Läuft da irgendetwas falsch? Müsste es bei uns nicht auch umgekehrt sein?

Biologischer Fakt ist: Für Frauen sind die Folgen von Sex mit einer unendlich viel höheren Investition verbunden als für Männer, und das ist bei so gut wie allen Tierarten so (es gibt ganz wenige Gattungen, bei denen die Väter die Kinder austragen, die Seepferdchen zum Beispiel). Ein Kind auszutragen, zu stillen und großzuziehen kostet enorme Ressourcen, und wenn der falsche Mann der Vater ist, haut er womöglich ab, und die Frau muss das alles allein stemmen. Eine Frau kann in ihrem Leben nur eine begrenzte Anzahl von Kindern gebären und aufziehen. Angeblich liegt der Rekord übrigens bei 69 (!) Kindern, die eine russische Frau im 18. Jahrhundert geboren haben soll. Inklusive Zwillingen, Drillingen und ich glaube sogar Sechslingen. Ein Mann kann theoretisch Tausende von Kindern zeugen. Doch es fängt schon viel früher an: Eine Frau bringt in ihrem gesamten Leben gerade einmal um die 500 Eizellen zur Reife, ein Mann produziert 100 Millionen Spermien pro Tag!

Eine Eizelle ist um ein Vielfaches »teurer« als ein Spermium, sie ist übrigens auch 85 000-mal größer. Eizellen sind ein sehr kostbares Gut, und die Frau muss sehr genau auswählen, wen sie ranlässt, um Fehlinvestitionen zu vermeiden. Sie hat ein hohes Risiko. Die Männer haben fast kein Risiko, stattdessen müssen sie sich ganz schön anstrengen, um bei einer Frau zum Zuge zu kommen. Biologisch gesehen haben Männer und Frauen ganz unterschiedliche Ziele. Doch sie brauchen einander, um diese zu erreichen. Eine Frau mit ihrer Luxus-Eizelle schaut ganz instinktiv genauer hin, mit wem sie sich einlässt. Und ein Mann mit seinem Heute-Günstig-Sperma versucht es überall, er hat ja nicht viel zu verlieren. Also eigentlich ist doch alles im grünen Bereich. Was ich mich aber frage: Wie kann es sein, dass Millionen Single-Frauen verzweifeln, weil sie das Gefühl haben, sie kriegen keinen Mann mehr ab? Ist die emanzipierte Luxus-Frau von heute SO anspruchsvoll, dass sie gar keinen Mann mehr ranlässt? Oder sind die Männer heute so einfallslos geworden und strengen sich einfach nicht mehr an? Haben wir uns so weit von unserer Natur entfernt? Und was ist überhaupt unsere Natur, als Menschen? Wir sind nun mal keine Fruchtfliegen oder Bettwanzen oder Orang-Utans. Wir haben einen Verstand. Wir haben eine Kultur, in der wir aufwachsen, und meistens auch eine Religion, und diese Einflüsse sind enorm. Das Blöde ist, sie sind für uns so selbstverständlich, dass wir sie überhaupt nicht als solche wahrnehmen. Was Menschen von den Tieren unterscheidet: Sie machen alle möglichen kulturellen Experimente, und das gelegentlich auch mit negativen statt mit positiven Auswirkungen – man denke nur an das Thema der weiblichen Beschneidungen. Sehr häufig wird »die Natur von der Kultur vergewaltigt«, wie es Evolutions- und Kulturforscher Wulf Schievenhövel in einem Vortrag so schön plastisch ausdrückte. Was er ebenfalls anspricht und was ich sehr spannend finde, ist die Frage, lebt man kulturell in einer »Brautpreis-Gesellschaft« oder in einer »Mitgift-Gesellschaft«? In vielen Kulturen gilt eine junge attraktive Frau, die in eine Heirat einwilligt, als etwas sehr wertvolles, und die Männer beziehungsweise die Familien der Männer sind bereit, für sie einen hohen Brautpreis zu bezahlen. In unserer Kultur gibt es das genaue Gegenteil, die Mitgift. Da kriegt der Mann noch Geld dazu, wenn er eine Frau nimmt. Glaubt mal nicht, dass das nicht einen Einfluss hat, liebe Frauen! In Gesellschaften, die sehr stark patriarchisch sind, haben Frauen oft einen geringen Wert.

Ich möchte behaupten, die meisten Menschen haben überhaupt keine Ahnung, welche riesengroße Rolle Kultur und Erziehung für die Sexualität spielen. Wer dieses Buch liest, wächst wahrscheinlich in Deutschland oder einem deutschsprachigen Land auf. Auch in unserer Kultur gelten bestimmte Regeln, die so tief verwurzelt sind, dass wir sie gar nicht als solche wahrnehmen. In anderen Kulturen kann das ganz anders sein. Zum Beispiel ist es bei uns üblich, dass man spätestens ab Mitte 20 nicht mehr bei den Eltern wohnt, sondern allein, in einer WG oder zusammen mit dem Partner beziehungsweise der Partnerin. Es ist üblich, dass Eltern gemeinsam ihr Kind großziehen, die Kleinfamilie zusammen wohnt. Und wenn man sich trennt, ist das ein großes Drama für das Kind, und man streitet sich darum, bei wem von beiden es dann lebt und wie man sich arrangiert. Anderes Beispiel: Sex hat man entweder in einem One-Night-Stand oder einer Affäre und am besten nur in einer festen Beziehung oder Ehe, und es ist relativ klar, was das eine vom anderen unterscheidet.

**Kannst Du Dir vorstellen, dass es auf diesem Planeten Gesellschaften gibt, bei denen Sex völlig anders läuft?**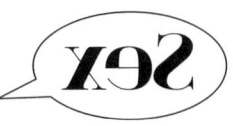

An dieser Stelle sei ein Beispiel näher beleuchtet, das mich sehr fasziniert hat. Es gibt noch einige wenige Völker, die nicht wie wir in einem patriarchalen System, sondern in einem Matriarchat leben. In der patriarchischen Welt haben die Männer das Sagen, in der matriarchischen die Frauen. Was für einen riesengroßen Unterschied das macht, können wir uns kaum vorstellen. Ich habe letztens ein Buch gelesen *»Das Paradies ist weiblich«* – über das Volk der Musou in Tibet. Geschrieben von einem Journalisten, der eine Zeit lang dort gelebt hat. Diese Menschen leben in einem völlig anderen Kontext als wir. Es gibt dort beispielsweise keine Väter. Natürlich gibt es Männer, die Kinder zeugen, aber es spielt keine Rolle, wer ein Kind zeugt, denn der Nachwuchs wächst grundsätzlich in der Familie der Mutter auf. Seine männlichen Vorbilder und Erzieher sind die On-kel. Die Musou leben in großen verwandtschaftlichen Clans mit einer Matriarchin, die für Ordnung sorgt. Ein Kind wird von der gesamten Großfamilie aufgezogen, und jeder kümmert sich um alle anderen. Die Musou können sich nicht vorstellen, dass es attraktiv sein könnte, sein Leben mit einer »fremden« Person zu verbrin-gen, wenn man doch die eigene Familie hat. Die Vorstellung einer Kleinfamilie ist für die Musou der blanke Horror, unter anderem weil das Risiko, bei einer Tren-nung gleich alles zu verlieren, viel zu hoch ist. Für uns im Gegenzug genauso un-vorstellbar: Die Musou-Männer wohnen ihr Leben lang bei ihrer Mutter und deren Großfamilie in Gemeinschaftsräumen. Nur die Frauen haben ihr eigenes Zimmer, in dem sie nachts männlichen Besuch empfangen. Die Männer kommen immer zu den Frauen, nie umgekehrt, und Frauen suchen sich die Männer aus, so wie sie gerade Lust haben. Manchmal entstehen dann auch längere, sogenannte »Besuchsehen«, die aber jederzeit wieder beendet werden können. Einer Frau steht es frei, so lange sie will immer wieder denselben Mann zu empfangen, und auch der Mann kann sich dafür entscheiden, immer wieder zu derselben Frau zu gehen. Es kommt natürlich auch vor, dass sich zwei Menschen verlieben. Liebe hat sogar einen recht hohen Wert bei den Musou. Sie hat aber keinerlei Konse-quenzen für den Rest des Lebens der beiden.

Was ich besonders interessant finde: Sowohl die Männer, als auch die Frauen dieses Volkes sind wesentlich entspannter und friedlicher als in unserer Kultur. Sie kennen keine Kriege, weil die Männer kein Interesse daran haben, und die Frauen sowieso nicht. Die Männer kümmern sich um Umweltschutz und Land-wirtschaft. Die Frauen halten die Gemeinschaft zusammen und sind freundlich und gelöst im Umgang miteinander. Es gibt unter ihnen keine Konkurrenz, denn sie wachsen nicht mit dem Druck auf, den besten Mann abzukriegen oder gar den »Richtigen« finden zu müssen. Sie nehmen die Männer einfach so, wie sie sind. Manche Theorien besagen, dass alle Menschen vor vielen tausend Jahren ursprünglich in Matriarchaten organisiert waren und Göttinnen angebetet haben, weil Frauen in vielen Dingen einfach mehr Weisheit besitzen.

### 3. Männer sind das schwache Geschlecht. Wieso weiß das keiner?

Warum hat die Natur das Männliche erfunden? Wenn es nur darum geht, Nach-kommen zu zeugen, brauchen wir keinen Sex. Sprossung funktioniert zumin-dest bei den Pflanzen auch sehr gut. Und Jungfernzeugung ist im Tierreich weitverbreitet. Und Sex ist anstrengend und gefährlich und verbraucht eine Menge Ressourcen. Wofür dann das alles? Es gibt nichts in der Natur ohne einen tieferen Sinn. Und Sex macht Sinn, sonst wäre er nicht für so viele Arten das Mittel der Wahl zur Fortpflanzung. Letztlich hat die Natur den Sex erfunden, um Vielfalt zu erzeugen. Im Rahmen sich ändernder Umweltbedingungen – und die haben wir auf dieser Welt dauernd – sind die Lebewesen im Vorteil, die sich anpassen können. Diejenigen, die ein wenig andere Eigenschaften vorweisen als ihre Eltern, die durch Mischung der elterlichen Gene einen Vorteil mit auf die Welt bringen. Mittels nichtgeschlechtlicher Fortpflanzung erhalten wir Klone. Stell Dir vor, Frauen könnten sich ohne Männer vermehren und würden immer wieder Klone von sich selbst hervorbringen ... In der Natur ist das gar nicht so selten. Viele Pflanzen vermehren sich ungeschlechtlich, manche Tiere können das sogar je nach Bedarfslage. Wasserflöhe beispielsweise vermehren sich je nach Jahreszeit geschlechtlich oder ungeschlechtlich. Im Frühjahr schlüpfen nur Weibchen, die unbefruchtete Eier legen, aus denen lauter Töchter hervorgehen, die ihrerseits wieder unbefruchtete Eier in ihrem Bauch tragen. Dies ist die schnellste Variante, möglichst viele Nachkommen zu zeugen, weil jede Tochter wieder selbst Töchter erzeugen kann. Im Herbst oder wenn sich die Umweltbedingungen verschlechtern, zum Beispiel wenn ihre Pfütze austrocknet, können sich aus den Klonen auch Männchen entwickeln. Durch die sich ändernden Umweltfaktoren werden bestimmte Gene angeschaltet, es entsteht ein zweites Geschlecht. Die Tierchen bilden Eizellen und Spermien, und die Weibchen tragen nun befruchtete Eier aus, die Kälte- und Trockenperioden überstehen. Daraus schlüpfen im nächsten Frühjahr wieder lauter Weibchen. Flexibilität ist manchmal sinnvoll.

Wenn man genauer hinschaut, bekommt man den Eindruck, die Natur hat mit dem männlichen Geschlecht viel herumexperimentiert, hier gibt es mehr Varianten, mehr Flexibilität, mehr Extravaganzen – und auch mehr Verluste. Die Weibchen sind immer diejenigen, die das Leben weitertragen, die Männchen sorgen für Variation. Im Tierreich ist das ganz klar sichtbar, bei den Menschen erst auf den zweiten Blick. Wenn man sich beispielsweise die Körpergrößen von Männern und Frauen ansieht, fällt auf, dass die meisten Frauen ihrer Durchschnittsgröße viel näher sind als Männer. Das heißt, der Durchschnittsgrößenwert bei Männern beinhaltet viele sehr große und gleichzeitig auch viele sehr kleine Männer, wohingegen Frauen eher ähnlich groß sind. Es gibt nur wenige sehr große oder sehr kleine Frauen, viel Durchschnitt also, bei den Männern hingegen ist eher der Durchschnitt selten.

Ähnliches gilt für die Intelligenz: Sowohl der Nobelpreis als auch der Darwin-Award (Preis für die dümmste Art, sich selbst umzubringen) wurden bisher fast ausschließlich an Männer verliehen. Es gibt mehr Männer als Frauen, die sehr intelligent sind, aber auch mehr, die sehr dumm sind. Das weibliche Geschlecht bewegt sich wiederum eher um den IQ-Mittelwert. Auch in ihrem Verhalten sind Männer oft extremer: Viel mehr Jungen leiden unter ADS und Autismus, und die wildesten Draufgänger, verrücktesten Forscher, verbissensten Extremsportler und die, die als Erste neues Terrain betreten, seien es die höchsten Berge, die Pole, versteckte Ecken im hintersten Regenwald oder gar der Mond, das waren immer Männer.

A propos Autismus: Es gibt einen US-Forscher, der ernsthaft behauptet, Autismus sei nichts anderes als eine extreme Form von Männlichkeit. Ganz unrecht hat er wahrscheinlich nicht: Autisten lieben Strukturen und Dinge und können mit Menschen und Beziehungen wenig anfangen, sie können sich stundenlang mit irgendwelchen abstrakten Sachen beschäftigen, schalten aber sofort ab, wenn man mit ihnen reden will. Sie haben meistens keinerlei Empathie, können keine Gesichter erkennen, sind ausschließlich mit sich selbst beschäftigt, dabei aber häufig hochintelligent. Toll finde ich das Buch »Buntschatten und Fledermäuse«, das ein Asperger-Autist geschrieben hat. Seine Kindheit, seine Erlebnisse in der Schule, seine Sicht der Welt und vor allem seine Begegnung mit einem Mädchen, das sich in ihn verliebt, hochinteressant.

Zurück zu den Männern und warum sie das eigentlich schwache Geschlecht sind. Dass Männer im Durchschnitt weniger lange leben als Frauen, ist allgemein bekannt. Wissenschaftler haben herausgefunden, dass Männer schon von Anfang an in ihrer gesamten Konstitution schwächer sind als Frauen. Ein männliches Spermium mit einem XY-Chromosom ist zwar schneller als das weibliche XX-Spermium, es geht aber auch schneller kaputt und hält sich nicht so lange. Deshalb werden kurz vor und kurz nach dem Eisprung statistisch gesehen mehr Jungs gezeugt, und Mädchen entstehen etwas häufiger, wenn man ein paar Tage vor dem Eisprung Sex hat. Fehlgeburten entstehen öfter bei männlichen Embryonen, und zu früh geborene Mädchen überleben im Durchschnitt besser als Jungs.

Männer haben mehr Kraft als Frauen, und sie haben von Anfang an einen stärkeren Antrieb. Das liegt am Testosteron, das bereits ab der achten Schwangerschaftswoche im Embryo ausgeschüttet wird. Aber Männer sind auf gewisse Weise auch verletzlicher. Mein Lieblings-Hirnforscher Professor Gerald Hüther vergleicht das Männliche in seinem Buch: »*Männer – das schwache Geschlecht und sein Gehirn*« mit »*einem Orchester, in dem die Pauken und Trompeten etwas zu weit in den Vordergrund gerückt sind*«. Halt etwas lauter und manchmal unharmonischer.

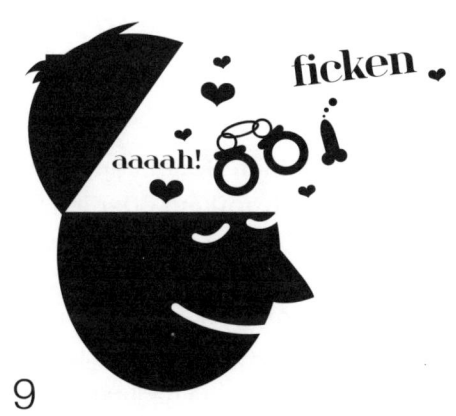

Kapitel 9

# Raus aus dem Kopfkino!

# Raus aus dem Kopfkino!

**Ist Sex nur Selbstbefriedigung am Körper des anderen? Nicht selten ist man beim Sex in seinem eigenen Film, in seinen eigenen Gedanken, und der andere ist bestenfalls ein Darsteller im eigenen Kopfkino. Wie wäre es, die Realität zu erforschen, das reale Leben? Denn das ist viel spannender als jeder Kinofilm ...**

*»Lust ist Energie im Körper, die sich bewegen kann.«* Pamela Behnke

Dieses Kapitel ist zusammen mit Pamela Behnke entstanden, Körper- und Sexualtherapeutin und Tantra-Massage-Lehrerin. Wir haben ein Interview aufgezeichnet, und sie schrieb für mich einige Texte, unter anderem über ihre eigenen ersten Erfahrungen in Tantra und in der Tantra-Massage-Ausbildung. Da las ich diesen einen Satz von ihr, an dem ich hängen blieb. Ich hätte es selbst nie so ausgedrückt, doch wenn man die Worte eines anderen liest, geht einem oft ein Licht auf. Dieser offen und ehrlich ausgesprochene Satz ihres ehemaligen Partners: »Du, sag mal, das fühlt sich gerade an, als machst Du Selbstbefriedigung mit meinem Körper.« Wow, der saß.

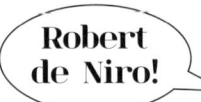

Robert de Niro!

**Wo bist Du mit Deinen Gedanken beim Sex? Bist Du in Deinem Kopfkino oder in Deinem Körper?**

Ich muss zugeben: Ich weiß genau, was der Mann mit diesem Satz gemeint hat. Ich glaube, die meisten wissen das, nur niemand spricht es ehrlich aus. Ich bin manchmal auch mit meiner Aufmerksamkeit beim Sex fast nur im Kopf und nur sehr wenig in meinem Körper, geschweige denn bei meinem Partner. Ich glaube, es ist normal und einfach eine Gewohnheit, beim Sex das Kopfkino einzuschalten, so wie man abends zur Entspannung automatisch den Fernseher einschaltet. Es geht auch anders, und auch das kenne ich. Der Weg aus meinem Kopf in meinen Körper war für mich nicht Tantra, sondern konsequentes Ausleben vieler meiner Fantasien. Ich habe schnell gemerkt: Wenn ich die »Dämonen« aus meinem Kopf befreie und ihnen einen Raum in meinem realen Leben gebe, hören sie auf, unkontrolliert herumzuspuken. Auf einmal konnte ich intensiven körperlichen Sex genießen, ohne dass ich dabei an irgendetwas denken und irgendeinen Kopfkinofilm einlegen musste. Ich konnte einfach spüren, was in meinem Körper passiert. Seitdem »kann« ich mit und ohne Kopfkino, und ich liebe beides. Um dahin zu kommen, gibt es verschiedene Wege.

Mit Tantra habe ich selbst noch nicht so viel Erfahrung gesammelt, bis auf die beiden Massagen von meinem Bekannten Chris. Er suchte eine Dame zum »Üben«, und da habe ich mich gerne zur Verfügung gestellt. Ein tolles Erlebnis, muss ich sagen. Über zwei Stunden lang verwöhnt zu werden und sich so komplett fallen zu lassen, das war fantastisch. In diesem Moment habe ich es auch erlebt: Ich brauche *kein* Kopfkino! Es reicht völlig aus, hinzuspüren, was er mit seinen Händen tut. Das war tatsächlich spannender als alles, was ich mir je ausdenken könnte! Was mich dabei besonders fasziniert hat: Die Yoni-Massage genau in meinem Tempo. Ich weiß nicht, wie er das gemacht hat, ob er ein besonders feines Gespür hatte oder ob die Geschwindigkeit bei dieser Massage immer so langsam ist. Oder ob andere Männer, wenn es um sexuelle Stimulation geht, ihre Hände einfach nicht langsam bewegen können. Vielleicht ist mein Lieblingstempo ja auch ungewöhnlich langsam. Jedenfalls war er der erste Mann, der es bis dahin geschafft hatte, sich händisch auf mich einzustimmen, und zwar so gut, dass ich nichts hinzufügen musste. Weder einen einzigen Gedanken noch die winzigste Bewegung ... Diese Tantra-Massage hat mich neugierig gemacht. Ich werde mit meinem Partner zusammen einmal einen Kurs mitmachen, damit er das lernt und ich natürlich auch.

Dieses Erlebnis mit ihrem Partner, der den alles verändernden Satz aussprach, war für Pamela Behnke, neben jahrelangen Kopf- und einigen anderen Schmerzen, ein wichtiger Auslöser, sich mit Tantra zu beschäftigen – mit der Kunst, bewusst zu lieben. Und für mich war es ein Grund mehr, Pamela Behnke zum Thema Sex zu befragen. Und jetzt lasse ich die Expertin selbst sprechen ...

### Unverschämte Lebendigkeit ist unser Geburtsrecht
*Textbeitrag von Pamela Behnke, Inhaberin der Zinnoberschule und Leiterin der Profiausbildung Tantra-Massage nach den Kriterien des Tantra-Massage-Verbandes: **www.zinnoberschule.de***

Als ich Susannes Kapitelvorschläge gelesen habe, musste ich herzhaft lachen, wie sie doch so tabuisierte Themen herzerfrischend benennen kann und ich mich darin wiederfinde. Wie es mir früher mit Sex ging und wie es mir heute damit geht, dazwischen liegen Welten. Ich bin eine neugierige Forscherin in Sachen Liebe, Sex und Co. Und zweifelsohne habe ich auch sehr viel aus den Erfahrungen mit Klienten und Teilnehmern unserer Tantra-Seminare gelernt und mitgenommen. Seminare, in denen viele Menschen eine tiefe Verbindung zum eigenen Körper, zum Nächsten und zum Leben erlebten. Sexualität ist eines der Kernthemen, die wir in Tantra und Tantra-Massage-Seminaren als wertvoll und wichtig betrachten. Sexualität ist leider immer noch sehr scham- und schuldbesetzt. Diese Scham und andere, im Körper abgespeicherte Verletzungen, hindern Menschen daran, vollständige Lebendigkeit zu leben. Da gibt es noch viel zu tun!

***Tantra heißt: Back to the roots – in die Kraft, die Leben schafft!***
Tantra wird oftmals assoziiert mit Gruppensex, Räucherstäbchen, erotischen Massagen oder geistiger Versenkung in esoterische Konzepte, doch real geht es um etwas ganz anderes. Tantra ist in seinem Ursprung grob gesagt ein spiritueller Weg, wie man Sexualität, Liebe und Bewusstheit in Einklang bringen kann. Tantra steht für Lebensfreude, Lebenskraft und bewusstes Erleben. Es lädt uns ein, unverschämt lebendig zu sein! Tantra ist eine uralte tiefe Weisheit und Lebensphilosophie, die sehr viel Achtung und Mitgefühl für alle Aspekte des Lebens beinhaltet; dazu gehört natürlich auch die sexuelle Natur des Menschen. Entwickelt wurde der tantrische Weg vor über 2000 Jahren von buddhistischen Mönchen. Auch in der indischen Tradition entstanden viele Entwicklungen. Es war niemals Sinn und Zweck des Lebens, Deine Lebendigkeit, also Deine Lebens-Lust aufzugeben! Und was tun wir nicht alles, um konform zu gehen mit unserer Umwelt und untergraben damit unsere Lebenslust und Lebenskraft!

Wenn Du stattdessen alles andere aufgibst, damit Du von Kopf bis Fuß lebendig sein kannst, verlierst Du in Wahrheit nichts wirklich Wichtiges, aber vieles wird sich sehr wohl verändern, das kann erstmal Angst machen. Tantra ist für mich im Kern Freiheit: Freiheit von geistigen Gebilden, Freiheit von Konzepten des Verstandes und Freiheit von Strukturen. Tantra ist ein Freiraum, es lädt mich und Dich ein, so zu sein, wie wir sind. Lebendig, spielerisch, nackt. Dafür ist es allerdings erforderlich, die geistigen Gebilde und Konzepte des Verstandes zu erkennen. Du hast die Wahl, Spielball deiner Gedanken zu werden – quasi in den Bus einzusteigen, der gerade vorbeifährt oder nicht, so nenne ich es gerne. Und das Schöne ist, dieser Prozess – sich dessen gewahr zu werden – dauert ein Leben lang an. Tantra schafft in dir Raum für die Schönheit des Augenblicks, des Geschenks des Lebens. Das ist für mich Tantra, es ist Befreiung. Und es konfrontiert uns mit uns selbst, und davor schrecken viele zurück. Es macht Angst, sich selbst so aufrichtig ins Gesicht zu blicken, innerlich nackt zu sein, zu merken: Hey, so bin ich, so denke ich, wenn ich ehrlich mir selbst gegenüber bin. Das Geschenk ist meiner Erfahrung nach innerer Reichtum, die Verbindung zu mir, zum Nächsten und zum Leben an sich. Dadurch kann sich Demut vor dem

Leben entwickeln. Wow, ich staune immer wieder, was passiert, wenn ich mir aufrichtig treu bleibe! Es passiert im Grunde genommen dann immer etwas anderes, als das, was ich erwartet hätte.

---

## Tantrismus – Was ist das?

Der Tantrismus ist keine Religion mit dogmatischen Vorstellungen, sondern eine gelebte Philosophie, die alle Bereiche des Lebens herzlich einlädt und alle einengenden gesellschaftlichen Strukturen sprengt, um den Menschen als Individuum in Einklang mit dem großen Ganzen zu bringen, sodass er die Liebe und die Kraft des Kosmos, die universale Einheit in sich erfahren kann.

---

Das Wort »Tantra« stammt aus dem Sanskrit. Seine Wurzel *tan* bedeutet soviel wie »ausdehnen«, »verweben«. Gemeint ist damit das große Gewebe der Schöpfung, mit dem wir alle verbunden sind. Ich, als Frau, als Individuum, als Mensch, als Teil der Schöpfung. Als Teil des Gewebes.

Das ganze Wissen von Tantra beruht darauf, dass jeder Mensch halb Frau und halb Mann ist. Im Tantra wird der Mensch verehrt, in seiner Ganzheit, als Teil der Schöpfung, als Mann, als Frau, als sinnlich-sexuelles Wesen, als Initiator des Lebens. Sexualität und Ekstase sind heilige Künste. Tantra vereinigt Polaritäten, Paradoxe. Alles hat zwei Seiten, und nur wenn wir beide Seiten unvoreingenommen wahrnehmen können, beginnen wir die dahinterliegende Wahrheit zu entdecken. So sind wir im Leben mit Situationen und Gefühlen konfrontiert, die uns schön oder unangenehm sind, wir bewerten etwas als gut oder schlecht, doch jede Seite will gefühlt und angenommen werden, sodass wir Ja sagen können zu uns selbst. Dann geschieht eine Transformation: Was ist, darf sein, und was sein darf, kann sich verändern.

**Tantra-Massage** ist kein geschützter Begriff, was oft zu falschen Vorstellungen führt. Und die Tantra-Massage ist nicht gleich Tantra! Tantra-Massagen werden häufig für viel Geld angeboten, mit dem hauptsächlichen Ziel, einen Orgasmus beziehungsweise eine Ejakulation zu erreichen. Doch darum geht es nicht. Wobei das allerdings nicht bedeutet, dass Orgasmen oder Ejakulationen tabu sind! Darüber gibt es verschiedene Philosophien. Die Tantra-Massage ist ein

Aspekt der Körpersensibilisierung in der tantrischen Lebens- und Liebesschule. Darüber hinaus erfährt die Person unter Umständen die Schönheit und Würde des »Tempels Körper«. Ich schätze diese Art von Tempeldienst am Leib Gottes unglaublich, wenn ich es einmal poetisch formulieren darf. Der Schlüssel des tantrischen Massagerituals ist für mich die Entspannung in den jetzigen Moment hinein. Im geborgenen Rahmen gestreichelt, berührt und massiert zu werden. Feste und leichte Berührungen wechseln sich ab, sinnliche Eindrücke für Augen, Ohren, Nase und Mund sind neben fundierten Massagetechniken Bestandteil des Verehrungsrituals. Jeder Teil des Körpers bekommt die gleiche Aufmerksamkeit, einschließlich des empfindlichen Intimbereiches, der ja sonst meistens nur Zuwendung bekommt, wenn es darum geht, ein bestimmtes Ziel zu verfolgen. Gerade in der ziellosen Hinwendung zu unseren empfindlichen Bereichen liegt ein großer Gefühlsreichtum, gestaute Energie kann für den Gesamtorganismus verfügbar werden. Das Lustpotential – die Lust am Leben und Spüren – wird bunter, lebendiger. Ich weiß, die Tantra-Massage wird leider häufig mit sexuellen Dienstleistungen assoziiert. Ich mache in sämtlichen Seminaren definitiv andere Erfahrungen damit! Ich begleite Menschen, sich selbst wahrhaftig zu spüren. Viele dankbare Teilnehmer bestätigen mir hinterher, dass sie sich selbst in ihrem ganzen Leben noch nie so gespürt haben. Traurig, aber wahr.

### For men only: Lingam-Massage
*Orgasmus ist nicht gleich Ejakulation – Durch Hingabe in die männliche Kraft!*

Die Lingam-Massage ist ein Aufbruch in ein neues männliches sexuelles Erleben. Es geht um Entspannung und Hingabe, darum, die Dinge geschehen zu lassen, sie zu empfangen statt zu erwarten und aktiv etwas zu tun.
Es ist für Männer eine große Herausforderung, empfangend eine tiefere Wahrnehmung der eigenen sexuellen Potenz/Lebenskraft und einen Anstieg sexueller Er-Füllung zu erleben. Der lustvolle und vielleicht auch anspruchsvolle Teil der Massage besteht darin, das Einbahnstraßendenken (Berührung – Erregung – Orgasmus = Ejakulation) als solches zu erkennen und sich für neue Erfahrungen zu öffnen, zu Gunsten einer stetig wachsenden Fülle orgasmischer Energie im gesamten Körper. Heißt: Dadurch, dass man nicht jedes Mal ejakuliert, kann sich die sexuelle Energie auf den ganzen Körper ausweiten. Das ist ein phantastisches Erlebnis. Vielleicht macht es am Anfang noch keinen großen Spaß, auf die gewohnte Ejakulation zu verzichten, in der sich sonst die aufgebaute sexuelle Spannung entlädt. Bis zu dem Zeitpunkt, an dem das Ziel der Berührung sich

auflöst in der Hingabe an das Hier und Jetzt. Man erlebt ein orgasmisches Gefühl im ganzen Körper. Das Geschenk ist groß, und zwar nicht nur im Bereich der sexuellen Lust. Menschen, die das erleben, empfinden sich selbst und das Leben auch im Alltag anders. Die Lebens-Lust dehnt sich aus. Das finde ich eine sehr interessante Innenschau, wie viel Lust kann ich denn halten, also *er-tragen,* bevor ich sie wieder loswerden muss, einen Wendepunkt herbeiführe? Aus meiner eigenen gebenden und begleitenden Teilnahme kann ich sagen, dass Männer durch die Lingam-Massage, die eingebettet ist in ein ausführliches Tantra-Massage-Verehrungsritual, immer wieder Neues an sich selbst erfahren, sich erforschen, genießen, sich selbst ihre Lust schenken und eine ganz neue Kraft sexueller Energie spüren.

**Tell me more!**

**Träumst Du davon, ein guter Liebhaber, eine gute Liebhaberin zu sein? Möchtest Du erfahren, welche Fähigkeiten Dich dabei weiterbringen?**

Wenn wir mit unserer Aufmerksamkeit in den Körper gehen, wissen wir aus dem Bauch heraus, was im Moment stimmig ist. Sex ist zunächst eine körperliche Sache, keine Sache des Verstandes. Je tiefer die Ekstase, umso tiefer wird die Erfahrung von Einssein und Einheit, je tiefer die Körpererfahrung, umso genialer ist der Geist automatisch. Das eine hängt mit dem anderen zusammen, aber nicht so, wie die meisten denken.

### *Herz & Lust*

Ich gebe zu: Das alles ist einfacher gesagt als getan. Tagtäglich begegnen mir in der Praxis für Psychotherapie & Sexualtherapie Männer und Frauen, die trotz scheinbarer Aufgeklärtheit unserer Gesellschaft in Sachen Sex und Co. weit weg von erfüllter Sexualität sind. Klar, da wird gevögelt, der Markt gibt alle Möglichen und Spielvarianten her, aber wenn ich höre, wie es den Menschen geht, da frage ich mich manchmal, wozu der Zirkus?? Für einen mittelmäßigen Orgasmus. Entladung von sexueller Aufregung. Tantra bietet uns einen konkreten und praktischen Weg, tiefere Erfüllung und Lebens-Lust zu erfahren. Und das fängt damit an, die eigenen Bedürfnisse und Gefühle wahrzunehmen.

Als ich zum Tantra kam mit Anfang zwanzig, war ich gerade fertig mit meiner Ausbildung zur Yogalehrerin, war in einer Beziehung, hatte bereits eine Tochter, und Sex mochte ich auch gerne. Ich wusste nicht, dass es da noch so unglaublich viel mehr gibt, also habe ich auch nichts vermisst. Das Maß der Dinge waren die Jagd nach dem Orgasmus und was zu tun ist, um ihn zu bekommen. Schön und gut, aber weit weg von Erfüllung. Ich war befriedigt. Aber erfüllt zu sein in der Sexualität und im Leben ist etwas anderes, als sich an oder mit einem anderen Menschen abzureagieren. Wie hat mein Partner damals so schön ehrlich gesagt: »Du sag mal, das fühlt sich gerade an als machst Du Selbstbefriedigung mit meinem Körper.« Und er hatte recht. Nur – ich hatte gar keine Alternative. Ich wusste, was er meint, aber kannte nichts anderes. Was denn sonst? Nichts gegen Kopfkino, nichts gegen Selbstbefriedigung am anderen. Die Frage ist doch, ob ich die Wahl habe oder nicht.

**Mehr als die Erregungsspur, an der ich hing
wie am seidenen Faden, war da nicht.**

Da mein damaliger Partner ein sehr lustvoller Mann war, habe ich ihm aus einer Laune heraus eine Tantra-Massage geschenkt, und mir danach gedacht, Mensch, warum verschenke ich so etwas nur an andere und schenke es nicht mir selbst? Ich habe mich dann für eine Grundausbildung Tantra-Massage angemeldet, neugierig war ich ja schon immer. Und ich habe mir gedacht, dass ich da sicherlich lerne, wie ich meinen Partner toller berühren kann. Daran, dass ich selbst etwas über mich erfahren würde, habe ich im Traum nicht gedacht. So hat mich die Tatsache, dass ich eigentlich voller Scham war und weit weg von einer liebevollen Beziehung zu mir und meinem Körper, ziemlich erschüttert, als ich das erste Mal nackt im Massagekurs stand. Sieben Tage lang Wertschätzung, Verehrung und sinnlich liebevolle Berührung geben und bekommen, das hat nach kurzer Zeit meine inneren Mauern an körperlicher Anspannung gesprengt. Da war gar keine Zurückhaltung mehr möglich und nötig. Ich habe nur noch geweint vor Berührtheit. Zu spüren, wie ich wie ein Instrument fein und feiner gestimmt wurde, die leisen Töne des sinnlichen Spürens erlebte, die Sensibilisierung der eigenen Wahrnehmung dafür, wie sich Erregung im Körper bewegt und sich ausbreitet bis ins Herz. Im Tantra spricht man von der Verbindung von Sex und Herz. Die Lust mit der Liebe zu verbinden, beide Pole zu bewohnen.

Das Tantra-Massageritual hat mir in nur kurzer Zeit auch deutlich gemacht, dass das, was ich bisher als Orgasmus kannte, eigentlich nur eine kurze Entladung von wenigen Sekunden ist, vergleichbar mit einem Schluckauf, nur die Spitze des Eisberges. Ich habe gelernt: Da geht noch mehr! Und dazu ist nicht einmal die genitale Berührung nötig. Über Lust und Liebe und letztendlich auch über Lebens-Lust und die Liebe zum Leben gibt es viel Unwissen. Im Tantra können wir dieses Wissen wiederentdecken.

## Den Zugang zum eigenen Körper finden: Love yourself first!

Sexualität hat viel damit zu tun, sich selbst in seinem Körper zu spüren. Kannst Du Dich spüren, einfach so, ohne Dich konkret zu berühren? Probier es einmal aus, wo immer Du gerade sitzt oder stehst. Die guten Dinge sind einfach! Wandere mit Deiner Aufmerksamkeit von oben nach unten durch Deinen Körper, lass Dir etwas Zeit. Spürst Du die Bereiche Deines Körpers? Gibt es Bereiche, die Du nicht wahrnimmst? In Seminaren oder Sexualberatung höre ich nach solch einer Körpererfahrung oft: »Mensch das ist ja ein Ding!« Ich dachte immer, ich spüre mich, aber wenn ich mir mal Zeit nehme, merke ich, da bin ich ja weit davon entfernt. Ganz zu schweigen von meiner Vagina oder dem Penis und dem Beckenboden. Wer sich nicht selbst spürt, ist nicht bei sich zu Hause.

Der Atem hilft Dir, Dich ins gegenwärtige Spüren Deines Körpers einzulassen. Also, nimm ein paar bewusste Atemzüge und begleite Deinen Atem auf dem Weg in und aus Deinem Körper, jetzt gleich, während Du liest. Du brauchst den Atem nicht zu verändern, nicht zu kontrollieren. Wie strömt Dein Atem? Ist er flach und in der Brust zu spüren? Strömt er tief in den Bauch? Kannst Du wahrnehmen, wie er Deinen Körper bewegt beim Einatmen und ausströmen?

Warum ist das relevant? Wer mehr atmet, spürt mehr. Das kennt wahrscheinlich jeder, in einer stressigen oder beängstigenden Situation atmest Du flacher oder stoppst den Atem. Wenn Du etwas Neues ausprobieren möchtest, tu mal was anderes, atme in dieser Situation. Dann ändert sich etwas. Lass Dich überraschen. Das Gefühl ändert sich – Du kannst aus alten Mustern aussteigen, einfach dadurch, dass Du Deinen Atem veränderst. Das funktioniert auch beim Sex: Je mehr und bewusster man atmet, umso größer wird die Energie! Das darf auch gerne laut und kräftig sein. Die Bedeutung des Atems ist in unserer Kultur mit ihrer tabuisierten Einstellung gegenüber Sex leider in Vergessenheit geraten

## ÜBUNG: BODYSCAN

Stell Dich bequem und mit weichen Knien hin. Wandere mit Deiner Aufmerksamkeit durch Deinen Körper. Wo spürst Du Dich?

Leg Dir jetzt ein fetziges Musikstück auf, bewege Dich dazu und schüttele den gesamten Körper zur Musik. Danach steh wieder bequem und nimm Deinen Körper nun wahr.

Gibt es einen Unterschied? Spürst Du Dich deutlicher? Was bedeutet das konkret? Was spürst Du denn deutlicher? Und wie fühlt sich der Unterschied an. Ameisenkribbeln, Pulsieren irgendwo? Spürst Du jetzt Dein Herz schlagen? Die Ausdehnung durch Deinen Atem? Mag Dein Körper zucken, dann lass es zu, dann entlädt sich Anspannung, wunderbar. So simpel ist das gemeint. Wenn der Körper nicht wach ist, übernimmt das Kopfkino. Wenn Du das nächste Mal Sex hast, mach mal langsam und spür, ob Du den Penis in Dir wahrnimmst. Wenn Du ein Mann bist, spür einmal ob Du die Vagina wahrnimmst, die Dich umschließt. Eine tolle Übung für Frauen: Lass einen oder zwei Finger in Deiner Vagina liegen und bewege sie bewusst. Spürst Du innerlich, ob Du auf der Oberseite berührst oder unten oder links oder rechts, ob der Muttermund berührt wird oder wenn der Finger still ruht? Überlasse das nicht einem anderen, Dein Körper und Dein Geschlecht gehören in Deine eigene Hand! Dadurch wachsen Dein Selbstbewusstsein und Dein Vertrauen in Dich selbst.

### Yin Yang – Das tantrische Königsspiel der Liebe

Mit dem Königsspiel kannst Du immer wieder neue Erfahrung im Bereich der Partnerschaft und Sexualität machen, auch wenn es vordergründig erstmal gar nicht um Sex geht …

Wenn Du Lust, Forschergeist und Neugier auf Dich und Deinen Partner hast, dann ist das Königsspiel genau das Richtige für Dich! Auch wenn Ihr Euch schon jahrelang kennt, öffnet es neue Dimensionen der Begegnung, des Vertrauens – Einlassens, der Intimität.

Aus der eigenen Erfahrung kann ich sagen, dass es eine wunderschöne Form ist, miteinander den Vormittag oder auch den ganzen Tag zu verbringen und Nähe zu kreieren. Gerade dann, wenn Ihr Euch nicht so nah seid oder gerade tote Hose herrscht. Entscheidet zu Beginn, wer zuerst König sein wird und wer sich in der Hingabe des Dienens einbringen möchte. Und den Zeitrahmen, zwei, vier oder sechs Stunden? Ich empfehle die ausgiebige Variante.

Zu einem späteren Zeitpunkt oder an einem anderen Tag gibt es dann den Rollentausch. Der »König« teilt in Ruhe seine Bedürfnisse und Wünsche mit, und der »Diener« kann entscheiden, ob er sich dem Wunsch aus ganzem Herzen hingeben mag, welche Wünsche er erfüllt und welche nicht. Du kannst als König merken, ob Du Dir selbst aus dem Weg gehst und Wünsche und Bedürfnisse verleugnest. Aussprechen, sich zeigen, allein das ist schon sehr viel wert. Denk daran, kein Wusch muss erfüllt werden, wer dient, hat die Freiheit, nur das zu tun, bei dem er mit ganzem Herzen dabei ist.

Als Diener musst Du vielleicht einmal tief durchatmen. Vielleicht wird ein Wunsch geäußert, der Dich fordert. An Deine Komfortgrenze anstößt! Wunderbar! Dann merkst Du, dass Du eine Grenze hast und wo sie liegt. Entscheide Dich auszuprobieren oder schlage eine Variante vor, wenn es gar nicht geht. Du trägst die Verantwortung für Dich! Meine Erfahrung hat gezeigt, dass viele Wünsche und Bedürfnisse erst einmal wie nach einem Muster ablaufen. Das Spannende passiert, nachdem sie erfüllt wurden. Wenn Du dann als König nämlich nur noch aus dem Moment heraus hinspürst, was Du nun möchtest. Es kann sein, dass Du gar nichts spürst und unsicher bist. Genau dahinter, wenn Du dir Zeit lässt, kann Neues aus dem Moment und dem Kontakt mit Deinem Partner heraus entstehen.

### Orgasmüssen? Von der Jagd nach dem Orgasmus ...

Im Tantra spricht man von Gipfel- und Talorgasmen. Gipfelorgasmen sind vielen Menschen vertraut. Die Erregung baut sich auf und entlädt sich am Punkt der größten Spannung und Aufladung, wie ein Delfin der aus dem Wasser springt, das Wasser spritzt, das *Yang*. Talorgasmen sind von der Empfindungsqualität weit und sich ausdehnend, süß und weich, wie ein Wal, der auftaucht und wieder ins Wasser gleitet, das *Yin*.

Die meisten von uns vermuten das Glück hinter jeder nächsten Ecke und »orgasmüssen«. Die Quelle dieser Orgasmen ist das Gehirn: Wir fühlen Impulse aus dem Verstand oder inneren Bildern, weniger aus dem Körper! Die Suche nach dem Kick, der sexuellen Aufregung und Entladung treibt viele an. Nur: Es wird oft »hart gearbeitet« für einen Orgasmus. Hast Du schon einmal beobachtet, wie der Weg zum Orgasmus aussieht? Spielerisch oder echte Arbeit, um den Gipfel zu erklimmen – oder unter Umständen sogar unangenehm bis gar nicht möglich für Dich? Wirklich viele Frauen haben ein Problem damit, einen Orgasmus zu erleben und fragen sich, was falsch mit ihnen ist. Viele Männer haben damit zu tun, dass sie zu früh ejakulieren oder »nicht können«. Wenn wir anfangen, loszulassen, uns zu entspannen, unsere Bedürfnisse wahr- und sie wichtig zu nehmen und den Fokus wegzunehmen vom Orgasmusziel, dann kann sich die Energie im Körper aufbauen. Wenn wir nicht mehr hart arbeiten, wird die Energie in unserem System gehalten. Der Körper ist wie ein Fieberthermometer, in einem engen Raum steigt die Temperatur/Energie anders als in einem weiten Gefäß.

---

## Orgasmus und Ekstase

Jeder Mensch hat einen inneren Magnetismus.
Einen positiven und einen negativen Pol.
Das ist die Quelle unserer höheren orgasmischen Erfahrungen.

---

Gewusst wie! Atem, Körperspannung, Bewegung und Stimme sind dabei zentrale Schlüssel, um die innere Betriebstemperatur bewusst zu lenken.

**Orgasmus ist keine Glückssache!**

Im Grunde ist der Mensch wie ein Magnet, wie unser Planet ein magnetisches Feld hat, Nord- und Südpol. Ein Pol ist in der Brust und einer in den Genitalien. Was passiert dazwischen? Ein Strömen von Energie. Und da wird es interessant … Mann und Frau sind verschieden. Gleiche Kräfte, aber entgegengesetzt, welche einander genial ergänzen. Was geschieht zwischen Magneten, die sich an entgegengesetzten Enden treffen? Sie ziehen einander an. Dann fließt Energie. Diese Energie kann in einem Kreislauf fließen, in uns selbst und zwischen uns und unserem Partner, auch ohne harte Arbeit! Diese Fähigkeit haben viele von uns allerdings verlernt. Das heißt, es ist immer Spannung in uns, schwer zu glauben, dass es noch eine ganz andere Art gibt, Sex zu haben. Eine Art, die viel erfüllender und berührender sein kann! Wir erleben sie, wenn wir die Gewohnheit – dem Orgasmus hinterherzujagen und heißen Sex zu haben – verändern. Was passiert: wir werden magnetischer, und die Anziehung von Mann und Frau zueinander wächst. Es bewegt sich Energie zwischen Mann und Frau. Das ist eventuell ein neues Bild von Sex. Das Ergebnis: Wir können ausgeglichener und liebender werden im alltäglichen Miteinander. So etwas Geniales, Naturgegebenes, und wir wissen es nicht mehr! Und rackern uns ab, um Ekstase zu finden, während es ohne jegliches Tun im Grunde schon da ist, wir aber nicht wissen, wie das geht. Wie kann man also diesen anderen, energetischen Sex haben?

**Den inneren Magneten zu aktivieren bedeutet, eine neue Form von Sex zu erleben!**

Der positive Pol der Frau ist in den Brüsten und im Herzen. Energie wird im positiven Pol erzeugt, und Frauen geben und nähren aus diesem positiven Pol heraus. Der positive Pol ist bereit. Beim Mann liegt der positive Pol im Genital, der Penis, das Perineum, der Damm. Der negative, empfängliche/rezeptive Pol ist beim Mann das Herz, bei der Frau das Genital. Energie fließt vom positiven Pol zum negativen, sowohl innerhalb der Erde als auch im Menschen sowie von Mann zu Frau und Frau zu Mann.

Wir alle wissen, was passiert, wenn die sexuelle Energie bei Frauen unterdrückt ist. Wenn der empfängliche Pol der Frauen nicht »genutzt« wird und sich nicht öffnen kann, verlieren sie irgendwann das Interesse an Sex. Das ist nicht unbedingt psychologisch, bedeutet nicht Frigidität – es ist der Körper, der sich nicht mehr öffnen mag, keine Lust mehr darauf hat. Warum? Weil die Frau nicht wirklich weiblich lebendig ist. Sie kann erregt sein, den Mann hineinlassen, und ist gleichzeitig nicht wirklich offen. Hast Du das schon einmal bemerkt, dass Du körperlich spüren kannst, Dich mit jeder Faser Deines Körpers wirklich zu öffnen, um Deinen Partner zu empfangen? Da die Brust der Frau der positive Pol ist, also die Quelle der sexuellen Energie, ist es sehr wichtig, dass die Energie von den Brüsten ins Genital fließt. Nur so kann die Frau sich von innen heraus öffnen. Wenn Du ein Kind gestillt hast, kennst Du vielleicht die Verbindung von Brust und Genital, das Stillen zieht bis in die Gebärmutter. Da ist diese Verbindung sehr deutlich zu spüren, nur erlauben sich Frauen dieses lustvolle Gefühl oft gar nicht erst. Das ist wie ein offenes Geheimnis! Oft konzentriert man sich nur auf den Partner, aber nicht darauf, erstmal selbst den inneren Magneten zu aktivieren. Um über längere Zeit Sex zu schätzen, muss die Frau merken, dass ihre Quelle der sexuellen Energie in den Brüsten liegt. Somit ist die Brust zunächst wichtiger als das Becken. Ich glaube, viele Frauen wissen das überhaupt nicht.

Diana Richardson, eine von mir geschätzte Tantra-Lehrerin, ermuntert in ihren Vorträgen die Frauen: Liebt Eure Brüste, weckt sie auf! Nein, nicht stimulieren, aufwecken! Das unterstützt Frauen, mehr Vertrauen in Ihre Weiblichkeit zu bekommen. Es gibt viel Angst bei den Frauen, weil sie glauben, an ihnen sei etwas verkehrt, die Brüste sind zu klein oder zu groß oder was auch immer. Nein, nichts ist verkehrt, alles gut so wie es ist! Wenn Frauen die Zeit bekommen, sich zu öffnen, lieben sie Sex.

Die Männer ermuntert Diana Richardson: Geht mit Eurem Bewusstsein in Euren positiven Pol ganz unten ins Becken, ins Perineum, so wie die Frauen in die Brüste und in die Brustwarzen gehen. Verbindet Euren positiven Pol mit Eurem empfänglichen Pol, Eurem Herzen. Die Energie in Eurem inneren Kreislauf ist eine Art innere Hochzeit von Lust und Liebe, Becken und Herz, und diese Energie mithilfe Deiner Aufmerksamkeit und des Atems ins Fließen zu bringen, ist wichtig, um Deinen Magneten zu aktivieren! Dein Drang, dass möglichst schnell etwas passieren soll, ist groß? Dann bist Du im Kopf. Vielleicht geht es darum, dass Du Dich erst einmal beim Sex entspannst, Spannung wahrnimmst, Gefühle zulässt. Das ist schon genug. Damit die Energie in Dir zu fließen beginnen kann.

**Und denkt daran: Wer fühlen will, muss atmen!**

### Sex mit Dir selbst – Verbinde Deine Pole miteinander

Verbinde in Deiner Vorstellung Deinen positiven, gebenden Pol mit Deinem negativen, empfänglichen Pol. Du kannst Dir vorstellen, dass Licht zwischen diesen beiden Polen fließt oder Dein Atem oder was auch immer für Dich stimmig ist. Stelle die Verbindung her und lass die Energie fließen. Und ruhe damit in Dir. Fühle die beiden Pole in Deinem Körper von innen heraus. Realisiere, dass Du innerlich ein Magnet bist. Die Energie in Deinem inneren Kreislauf ist wie innerer Sex. Egal ob Du einen Partner hast oder nicht, Du kannst diese Energie in Dir immer fließen lassen, das ist sehr nährend für Körper, Geist und Seele.

Es kann lange dauern, bis wir diese innere Verbindung spüren können, allerdings lohnt es sich wirklich sehr! Du findest das langweilig? Provokativ würde ich sagen, Langeweile zu bemerken, ist eine wichtige Sache. Du bemerkst, mit welcher inneren Haltung, mit welcher inneren Anteilnahme Du gerade bei der Sache bist. Langeweile ist ein Gedanke aus einer unsinnlichen Haltung. Solange Du darüber nachdenkst, wirst Du es nicht spüren.

Ekstase ist das Einssein mit dem Körper, in ihm total aufzugehen und im Moment zu sein, ohne etwas anzustreben oder zu wollen. Zielfreiheit. Vertraue Deinem Körper! Von der Unempfindlichkeit zur Empfindsamkeit zu gelangen, braucht Zeit. Nimm sie Dir, es lohnt sich! Wir sind nicht wirklich in unseren Körpern und schauen von außen auf den Körper und denken uns, hey, warum machst Du nicht, was ich mir wünsche? Funktioniere gefälligst!

Es gibt so viel mehr, was wir als Menschen leben können, was uns niemand beigebracht hat. Die Erfahrung zeigt, dass es einen bemerkenswerten Einfluss auf die Gesundheit und Lebensqualität hat, wenn wir uns mehr mit unserem Körper verbinden. Und die wunderschöne Nebenwirkung von mehr Präsenz im eigenen Körper ist: Die Energie zwischen Becken und Herz beginnt zu fließen und das Herz öffnet sich.

**Sex ist ein Fest. Feiere es!**

Nachfolgend noch einige kleine Experimente, die Dir helfen, Dich wieder mehr mit Deinem Körper zu verbinden. Viel Spaß dabei!

**Experiment 1: Ekstase und Aufmerksamkeit**
Wo immer Du gerade sitzt oder stehst, schau Dich um und suche nach etwas Grünem. Wo findet sich etwas, das grün ist? Nimm Dir einige Minuten Zeit dafür. Wahrscheinlich kannst Du feststellen, dass Du, wenn Du Dich auf grün fixierst, den Rest ausblendest, ganz automatisch. Genauso ist es mit der Suche nach Ekstase. Wenn Du auf der Spur bist, genau nur das zu finden, verpasst Du das eigentlich Ekstatische!

## Experiment 2: Mit viel Rubbeln ist jetzt Schluss!

Reibe zwei Minuten lang mit Deiner rechten Hand schnell Deinen linken Unterarm. Und? Wie hat es sich angefühlt?

Nun reibe zwei Minuten lang mit Deiner rechten Hand langsam am linken Unterarm und variiere dabei Geschwindigkeit und Druck. Und? Wie hat es sich angefühlt? Wie war Deine Atmung?

Reibe jetzt zwei Minuten lang mit Deiner rechten Hand langsam am linken Unterarm und berühre Dich so, dass es sich schön anfühlt. Wo war jetzt Deine Aufmerksamkeit? Wie war Dein Atem? Deine Körperspannung?

## Experiment 3: Fantasie und Realität

Welche Fantasien hast Du? Was ist das Bedürfnis, das hinter Deiner Fantasie steht? Ich würde sehr radikal sagen, wer die Erfüllung im eigenen Körper nicht kennt, greift eher zur Fantasie als jemand, der sich selbst hingeben kann und jeden Moment auskostet. Wenn die Realität erfüllend ist, warum sollte man dann im Kopf sein statt?

Finde heraus, was Dein wahres Bedürfnis ist. Erlaube Dir diesen Gedanken, gestalte ihn konkret aus, wie sieht es aus, welche Geräusche gehören dazu, wie riecht es, welche Menschen sind anwesend … Sei mit allen Sinnen dabei. Und wenn die Moralkeule aus den Tiefen Deines Verstandes kommt, nimm einen tiefen Atemzug.

## Experiment 4: Bewege Dich und lass Deine Stimme klingen

Wenn man intensive, körperliche Freude erlebt, was könnte natürlicher sein, als sich zu bewegen, zu quieken und zu schreien? Wir gehören zu den Lebewesen, die sich mit ihrem Körper ausdrücken können. Wie unnatürlich ist es, sich beim Sex nicht zu bewegen, zu winden, zu ringen oder miteinander zu kämpfen. Ebenso wie nicht zu atmen, zu singen, zu stöhnen oder zu seufzen! Lasst Euren Sex lebendig, sicht- und hörbar werden! Sex ist ein Geschenk! Was tun Menschen, wenn sie feiern? Sie tanzen und singen! Deshalb feiert, wenn Ihr Sex macht!

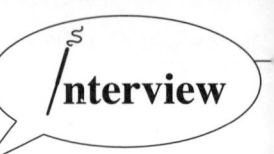

# Gruppensex mit Räucherstäbchen?

**Von Tantra, Spiritualität und Menschen,
die gemeinsam ihre Lust erforschen ...**

**Interview mit Pamela Behnke, Expertin für Tantra und Tantra-Massagen,
Dozentin für Sexual- und Psychotherapie. Inhaberin von *Zinnober,* Kompetenzzentrum für sexuelle Bildung: *www.zinnoberschule.de.***

**Pamela, Danke für den tollen Text und die Anregungen. Ich habe jetzt noch
ein paar Fragen, die mich beschäftigen. Du schreibst weiter oben,
Tantra wurde von Mönchen entwickelt? Wie passt das denn zusammen?**
Sexuelle Energie gehört zu den stärksten Energien, die es gibt. Das ist schließlich
die Quelle des Lebens. Die Mönche kannten sich sehr gut damit aus und wussten, wie man mit dieser Energie umgeht und sie nutzt. Sie haben sie mit einbezogen und nicht ausgeklammert. Leider wird in vielen spirituellen und religiösen
Schulen Sexualität nicht thematisiert, auch in den meisten Yogaschulen bekommt der Sex keinen Raum. Für mich ist klar: Sexualität ist Leben, und wahre
Spiritualität kann nur entstehen, wenn man diese Energie auch nutzt.

**Ich habe einmal gehört, in Tantra-Kursen finden sich viele Voyeure und Exhibitionisten. Stimmt das?**
Diese Frage finde ich erstaunlich ... Denn darüber habe ich mir bisher noch keine
Gedanken gemacht. Offiziell ist das sicher nicht so. Ich weiß, die Themen Sich
bewusst zu zeigen und/oder Bewusst hinzusehen, sind für viele Menschen wertvoll und wichtig. Es geht ja nicht zuletzt um das Thema Selbstwert und respektvolle Anteilnahme..

**In der Gruppe ist man irgendwann ganz nackt. Sicher eine Situation, der
sich nicht jede/r aussetzen möchte. Vielleicht ist es aber auch genau das,
was manche dort suchen?**
Die Verantwortung, ob man sich entkleiden möchte, liegt bei jedem selbst. Es
ist uns ein großes Anliegen, dass jeder seine eigenen Grenzen und Bedürfnisse
spürt, wahrnimmt und dementsprechend handelt. Sicherlich gibt es viele Menschen, die neugierig auf ein solches Erlebnis sind. Und das ist vollkommen okay.
Die Teilnehmer erleben im Kurs aber, dass es um etwas anderes geht, nämlich
darum, sich selbst zu spüren und das Herz zu öffnen. Dabei merkt man schnell:
Ich kann ganz schön nackt dastehen, auch wenn ich noch angezogen bin! Man

fühlt sich nackt, auch seelisch, und ist geborgen. Es geht im Kurs um eine aufrichtige Begegnung mit einem anderen Menschen, eine Begegnung von Herz zu Herz, und um die Verbindung von Lust und Liebe. Die Menschen müssen die Bereitschaft mitbringen, sich mit diesen Dingen auseinanderzusetzen, sonst ist das Seminar nicht das richtige. Ich selbst habe da viel ausprobiert und gelernt, und mich auch auf viele »extreme« Dinge eingelassen. Es gab sogar mal ein Seminar, da wurden die Toilettentüren ausgehängt. Da wurde nichts mehr versteckt und verleugnet. Das ist aber nicht immer so, keine Sorge.

**Welche war Deine bewegendste Erfahrung während Deiner Ausbildung?**
Ich habe an einem Jahresprogramm teilgenommen, da sollten wir einmal ein bestimmtes Ritual durchführen, und ich war die einzige, die übrig blieb, mit der das niemand machen wollte. Das war für mich erstmal sehr schlimm. Ich habe mich gefragt, was ist mit mir falsch? Doch das hatte gar nichts mit mir zu tun, sondern mit meinem Übungspartner, der konnte sich nicht darauf einlassen. Ich habe mich dann entschieden, trotzdem dabei zu sein, habe mich auf einen Mattenstapel zwischen diese vielen Männer und Frauen in diesem wunderschön geschmückten Raum gesetzt und mich gefühlt wie Buddha. Ich musste Rotz und Wasser heulen, so berührend und genial war es, das zu beobachten. So viele Menschen, die achtsam und liebevoll miteinander umgingen und noch dazu so intim, für mich war das wie eine tiefe Sehnsucht. Wann hat man schon eine solche Gelegenheit? Die reine Geilheit kann man sicher in einem Swingerclub beobachten, und die Liebesebene erlebt man in jedem Schnulzenroman. Aber beides zusammen …

**Aber Sex hatten die da nicht?**
Nein, es ging nicht um Sex, sondern um die Themen, die damit zu tun haben. Berührung, Vertrauen, Hingabe … Die Frage ist doch: Wo fängt Sex an? In diesem Ritual hatten die Menschen keinen Geschlechtsverkehr. Es war ein Verehrungsritual mit Yoni- und Lingam-Massagen. Ich kannte das ja eigentlich schon, aber in diesem Moment war es noch mal etwas ganz Besonderes …

**Im Tantra ist oft von Ekstase die Rede. Was ist damit genau gemeint?**
Ekstase ist im Tantra etwas Kühles, nichts Heißes oder Geiles. Weil Bewusstsein dazu kommt. Es geht ja um die beiden Ur-Kräfte Shiva und Shakti. Shakti ist der Pol der sexuellen Kraft und Shiva ist das Bewusstsein. Und wenn beide zusammenkommen, dann entsteht etwas Kühles und kein »hot stuff«. Kühl im

Sinne von klar. Damit meine ich nicht Kontrolle, sondern wirkliches Wachsein, Bewusstsein. Das ist in keinster Weise langweilig, man ist in höchster Erregung und gleichzeitig wach dabei, man kriegt jedes einzelne Gefühl viel bewusster mit. Da ist man dann nicht von Sinnen, ganz im Gegenteil, sondern mit allen Sinnen dabei, das ist echte Sinnlichkeit.

**Wie bist Du auf die Idee gekommen, eine Liebesschule zu gründen?**
Das war am Anfang keine bewusste Entscheidung. Auf meinem Lebensplan stand eigentlich etwas anderes. Mit Anfang 20 wollte ich Hebamme werden. Na ja, eigentlich bin ich jetzt auch Geburtshelferin, auf einer anderen Ebene. Ich war schwanger und absolvierte eine Yogalehrerausbildung. Yoga hat mir damals sehr gut getan. Vom Yoga zum Tantra war nur ein kleiner Schritt, und dann habe ich gemerkt, das tut mir noch viel besser! Ich hatte damals auch gesundheitliche Probleme, häufig Kopfschmerzen, und wusste nicht wieso.

**Und die Kopfschmerzen sind mithilfe von Tantra weggegangen?**
Ja, und ich habe insgesamt so viel mehr Kraft und Lust aufs Leben bekommen, das war Wahnsinn, ein echter Meilenstein in meinem Leben! Ich bin richtig in einen Flow gekommen, das war genau mein Ding. Dadurch, dass ich innerlich so viel gespürt und gelöst habe, sind auch im Außen die Türen aufgegangen. Viele Dinge, für die ich mich früher sehr anstrengen oder abrackern musste, sind auf einmal wie von selbst passiert. Hingabe, Vertrauen, Zulassen, das ist das, worum es geht. Es war ein Segen für mich, dass ich das schon so früh entdeckt habe. Lust und Lebenslust, das hängt sehr eng zusammen.

**Man könnte sagen, Du hast Dein Hobby zum Beruf gemacht! Oder?**
Ja! Ich habe damals gemerkt: Ich möchte mein Leben mit dem füllen, was mir am besten tut. Das stand nie auf dem Plan und hat sich Stück für Stück entwickelt und wächst natürlich immer weiter. Es ist wichtig, sich immer wieder mit dieser Vision zu verbinden, und dazu fordert mich meine Arbeit ja auch auf. Ich glaube, viele Menschen, selbst wenn sie das einmal erleben, verlieren es wieder. Da muss man dranbleiben! Ich liebe es, mich selbst zu spüren, und das Feedback von den Teilnehmern ist: Sie können mich auch spüren.

**Welche Leute kommen zu Dir und was wollen die bei Dir lernen?**
Vor allem kommen Menschen, die wieder einen Zugang zu ihrer Sexualität finden wollen, die sich die Frage stellen: »Soll das schon alles gewesen sein im Leben?«

Manche kommen, weil sie erschöpft sind und resigniert haben, und nicht wissen, wie sie eine erfüllende Sexualität erleben können. Und andere sind einfach nur neugierig. Jeder Mensch ist anders, hat eine andere Motivation und eigene Bedürfnisse, auch im Bereich von Sexualität.

### Passen Tantra und SM zusammen?

Ich habe in der letzten Zeit ganz bewusst ausprobiert, wie das ist, beim Sex mal fester zuzulangen. Und habe gemerkt: Es schärft die Präsenz. Es geht darum, sehr wach zu sein, immer zu schauen, was spüre ich, was spürt der andere, passt es noch? Das ist ein sehr bewusster Prozess. Hier geht es auch um die Frage: Warum tust Du das, was ist Deine Motivation? Wenn man sich darüber klar ist, kann es sehr bereichern.

### Aber Sexualtherapie und Tantra-Massage passen nicht zusammen ...

Zumindest nicht im katholischen Bayern! Da muss man sich als Prostituierte anmelden, wenn man Tantra-Massagen durchführen will. Genitalien berühren dürfen nur Ärzte und Hebammen, Heilpraktikern ist das nicht erlaubt. Man sollte aber auch wissen: Tantra-Massagen werden häufig angeboten, wo sie eigentlich nicht hingehören. Das sind dann »Mogelpackungen«, wo es tatsächlich um Prostitution geht. Eine echte Tantra-Massage ist etwas anderes. Da geht es um tiefe Berührung und Wertschätzung.

### Wann hast Du angefangen, im Bereich von Sexualität zu forschen?

Bei mir fing das Interesse sehr früh an. Am Anfang war es reine kindliche Neugier, so wie Kinder einfach alles ausprobieren und kennenlernen wollen, auch ihren eigenen Körper. Ich hatte Glück, meine Eltern waren da sehr offen, und ich erlebte die typischen kindlichen Doktorspiele, ohne dass etwas daran problematisch war. Diese ganz normale kindliche Entwicklung ist bei vielen Heranwachsenden gestört, weil die Eltern ihnen das Gefühl geben, irgendwas ist falsch. Man kann kindliche Sexualität nicht mit erwachsener Sexualität vergleichen, bei Kindern ist das komplett unbefangen, einfach neugierig, interessiert und nicht zielorientiert. Für mich war klar, dass meine Eltern sexuell aktiv waren, habe die manchmal auch gehört, und das war völlig in Ordnung und natürlich. Das ist für viele ja die Horrorvorstellung schlechthin: Die eigenen Eltern haben Sex miteinander ... Dadurch dass die Sexualität vor mir nicht verheimlicht wurde, konnte auch ich sehr natürlich mit diesem Thema umgehen. Meine ersten Erfahrungen mit Jungs habe ich im Alter von dreizehn gemacht, und da kannte ich mich selbst schon sehr gut. Ich habe einfach viel ausprobiert, ganz spielerisch. Mit 14 habe ich meinem Freund mal einen Dildo in den Hintern gesteckt, einfach weil ich wissen wollte, wie das ist, völlig unbefangen. Zu diesem Zeitpunkt wusste ich gar nicht, dass man sich wegen so etwas schämen kann.

**Doch dann gab es auch einmal eine Phase der Scham und Befangenheit?**
Ich hatte einen neuen Partner, und mit ihm habe ich mich auf einmal für alles Mögliche geschämt. Er war nicht so unbefangen, und ich war es dann plötzlich auch nicht mehr. Mit ihm konnte ich nicht reden beim Sex, und mein Spieltrieb war weg. Er war ein paar Jahre älter. Dieses Nicht-Reden war, glaube ich, der entscheidende Punkt. Sich auszutauschen, was tut mir gut, was tut Dir gut, das hat komplett gefehlt. Seine Zurückhaltung wurde meine. Ich habe das irgendwie gespürt, konnte aber auch das nicht ansprechen.

**Wie hast Du Deinen Spieltrieb wiederentdeckt?**
Mit einem anderen Partner, der meine Offenheit sehr wertgeschätzt hat. Für ihn war das sehr wohltuend, er hat es genossen. Er wurde dann auch der Vater meines Sohnes.

**Was macht Dich am meisten an?**
Das kommt auf die Stimmung an, und die ist sehr unterschiedlich. Ich schätze sehr den stillen Sex. Nicht immer. Ich mag es auch sehr dynamisch, archaisch. Aber auch nicht immer. Es kommt darauf an, wie der Moment ist. Das Leben ändert sich ja ständig. Ich bin da variabel, in mir gibt es diese beiden Seiten und noch viele Zwischentöne.

**Was verstehst Du unter »stillem Sex«?**
Nicht oder nur sehr langsam bewegen. Was mich immer wieder sehr beeindruckt ist, zu spüren wie die Genitalien dann miteinander kommunizieren. Die Energie fließt, ohne dass ich aktiv etwas dazu tun muss. Weder Reibung noch Druck, noch sonstige »Action«. Es entsteht ein Dialog, zwischen den Genitalien und Körpern. Und eine unglaubliche Tiefe.

**Das empfiehlst Du auch Frauen, die keinen Orgasmus haben ...**
Ja. Viele Frauen stecken in einem Teufelskreis: Sie haben keinen Bezug zu ihren Genitalorganen und spüren sich selbst kaum, ihr intravaginales Gewebe ist wie innerlich gepanzert. Sie denken dann, sie bräuchten immer mehr, um etwas zu

fühlen, und der Mann muss immer mehr und heftiger arbeiten, damit sie überhaupt irgendetwas spüren. Doch dadurch stumpfen sie immer mehr ab. Es ist tatsächlich eine sehr gute Übung, sich dann einmal ganz bewusst sehr langsam und sehr wenig zu bewegen. Ineinander sein und einfach nur einmal spüren. Wichtig ist, sich dabei in die Augen zu schauen. Sich mit den Herzen verbinden. Dadurch entsteht eine Dimension von Tiefe im Geist, und meistens ein ganz neues Gefühl im Körper. Wenn ich mit Frauen im Bereich von Tantra-Massagen arbeite, beziehe ich den ganzen Körper mit ein, die Frau wird eingeladen, das Becken und auch den Brustraum ganz langsam zu bewegen. Das ist wie eine Wellenbewegung durch den ganzen Körper. Meine Erfahrung: Sich auf eine genital achtsame Weise mit dem Partner zu verbinden, bringt auch Frieden und Achtsamkeit in den Alltag, in die Beziehung eines Paares. Wer auf diese Weise Sex hat, streitet anders.

**Mal eine ganz praktische Frage: Wenn ich das ausprobieren will, wie viel Zeit sollte ich mir dafür nehmen?**
Das ist eine gute Frage. Wie lange dauert Sex? Klar, Zeit ist ein entscheidender Faktor. Die Frage ist, wie wichtig ist Dir das, wie hoch ist der Stellenwert für Dich. Wenn es Dir wichtig ist, dann nimmst Du Dir natürlich mehr Zeit. Wenn Dir das Kraft schenkt und Du Deine Beziehung zu Deinem Partner vertiefen willst, dann solltest Du Dir die Zeit nehmen, die dafür notwendig ist, und auch nicht auf die Uhr schauen.

Wichtig ist auch zu wissen, wenn Du nur darauf wartest: »Wann kommt jetzt endlich die Ekstase?«, und etwas ganz Bestimmtes erwartest, dann ist das wie wenn Du in einem Raum bist und Dich umsiehst und nur nach etwas Grünem suchst. Das habe ich oben in einer Übung beschrieben. Du findest dann vielleicht auch Grün, doch etwas anderes kriegst Du gar nicht mit. Beim stillen Sex ist das ähnlich. Bleibe wachsam und spüre alles, was passiert. Und Du findest etwas Grünes, etwas Braunes, etwas Schwarzes, etwas Gelbes … Es geht darum, das alles wahrzunehmen, alle Farbtöne, alle Zwischentöne. Wachsam zu sein, Achtsam, Aufmerksam, im Hier und jetzt anzukommen.

**Macht es Sinn, das mit leiser Musik zu machen?**
Ich würde es ausprobieren. Die Musik sollte Dich nicht ablenken. Wichtig ist, dass Du erstmal zu Dir kommst, Dich selbst spürst und erkennst, was da für ein Film in Deinem Kopf abläuft. Dann merkst Du irgendwann … aaaaahhhh … hmmmmm … da muss ich gleich grinsen …

**Du hast in Deiner Ausbildung einen Orgasmus erlebt, der ganz anders war als alles vorher?**

Orgasmus ist tatsächlich etwas anderes als ich dachte und er hat nichts mit Genitalien zu tun. In meinem ersten Tantra-Kurs habe ich es erlebt. Einen wirklich orgasmischen Zustand, der einzig und alleine durch eine Berührung an meiner Hand ausgelöst wurde. Das war für mich eine riesengroße Erkenntnis, ich habe gedacht, wenn das schon so losgeht, wohin soll das noch führen? Dann ist wahrscheinlich vieles ganz anders, als ich eigentlich dachte ... Das hat mich richtig neugierig gemacht.

**Orgasmus hat nichts mit Genitalien zu tun??**

Ein Orgasmus ist ein Zustand der Hingabe, des Sich-Öffnens, man lässt die Energie fließen. Das kann durch den ganzen Körper gehen und möglicherweise durch eine kleine Berührung an irgendeiner beliebigen Stelle am Körper ausgelöst werden. Allerdings braucht es dafür einiges: tiefe Hingabe und Entspannung. Loslassen und aufhören, ein guter Liebhaber sein oder perfekt aussehen zu wollen ... Manchmal müssen auch erst Tränen fließen.

**Ich kann einen tollen Orgasmus haben, wenn ich aufhöre, eine gute Liebhaberin beziehungsweise ein guter Liebhaber zu sein?**

Am besten hört man auf, überhaupt irgendjemand sein zu wollen. Meistens ist man beim Sex ja eher mit der Aufmerksamkeit beim anderen als bei sich selbst, versucht es irgendwie dem anderen recht zu machen. Wenn das beide tun, ist keiner bei sich zu Hause. Eine gute Übung ist, sich abwechselnd zu verwöhnen, einer gibt und einer nimmt. Und der Nehmende konzentriert sich nur auf sich selbst. Darauf, was der Körper spürt, was ihm gefällt, was nicht. Das ist für beide eine tolle Erfahrung.

**Worauf bist Du selbst noch neugierig?**

Auf alles! *Lacht*. Natürlich einige tantrische Übungen, die ich noch oder nicht konsequent durchgeführt habe. Zum Beispiel kann man die sexuelle Energie des Orgasmus nutzen, um einen neuen Gedanken, eine Vision ins Leben zu rufen oder etwas Neues in seinem Leben zu kreieren, so wie man einen Samen in fruchtbare Erde pflanzt. Die hohe Energie, die in diesem Moment da ist, kann man vergleichen mir sehr starker Motivation. Die kann Berge versetzen. Es ist im Tantra sehr verbreitet, die orgasmische Energie zu nutzen und nicht einfach verpuffen zu lassen. Was ich auch immer wieder aufregend finde, ist eine sexuelle Begegnung mit meinem Partner, bei der ich vorher überhaupt nicht weiß, was passieren wird.

**Ist das nicht immer so, dass man vorher nicht weiß, was passiert?**
Klar, im besten Falle schon. Aber für viele ist das doch so: Ach ja, den kenne ich schon, wir haben schon hundertmal Sex gehabt. Und es läuft immer nach einem ähnlichen Muster ab. Man weiß schon am Anfang, wie es aufhört. Es reicht aus, sich einmal ganz bewusst zu fragen: Wie wird es heute wohl werden? Worauf habe ich wirklich Lust? Worauf hat mein Partner Lust? Vielleicht wird es stiller Sex, vielleicht eher heftig, vielleicht ganz anders??? Und sich auf alles einlassen, was entsteht, ohne Bilder im Kopf.

**Du hast jeden Tag beruflich mit Sexualität zu tun. Was tut eine Sexualtherapeutin für ihr eigenes Sexleben?**
Was ich mir auf jeden Fall vorgenommen habe, ist mir wieder mehr Zeit für den weiblichen Aspekt meines Lebens zu nehmen, die Entspannung und die Hingabe. In den letzten Jahren war ich sehr viel unterwegs in geschäftlichen Dingen und sehr stark in meiner männlichen Power. Da ist es wichtig, den anderen Teil nicht zu vernachlässigen. Mich wieder mit meinem Becken, meinen weiblichen Organen zu verbinden, zu entspannen, loszulassen. Das erdet, bringt mich runter. Konkret: Ich sollte ausführliche und viele Yoni-Massagen genießen!

**Vielen Dank für das spannende Interview!**

Kapitel 10

# Sehnsucht nach Hingabe

# Sehnsucht nach Hingabe

**Erlebe die Lust am Kontrollverlust. Wenn Du lebst, wer Du bist und sagst, was Du willst, ist Sex jedes Mal ein neues Abenteuer. Deine Beziehungen verändern sich. Der Sex wird mit der Zeit nicht schlechter, sondern besser!**

*»O tempora, o mores!« (Was sind das für Zeiten, was sind das für Sitten!)*
Cicero

Bevor wir nach den Ausflügen in die Natur und ins Tantra zurück zu meiner eigenen Geschichte kommen, kurz noch ein Exkurs zu den alten Griechen. Es gibt in der griechischen Mythologie die Geschichte von Pandora, die den Menschen eine Büchse brachte, in der sich sämtliche Laster und Untugenden befanden. Weil die Menschen so neugierig waren und die Büchse trotz des Verbotes öffneten, haben wir heute so viel Schlechtes in der Welt. Einmal geöffnet, kommt immer mehr Böses aus dieser Büchse heraus, und das lässt sich nicht mehr aufhalten. Eigentlich eine doofe Geschichte. Ich würde sie gern umschreiben!

Wie wäre es, wenn nicht Pandora, sondern Aphrodite, die Göttin der Liebe, Schönheit und Sinnlichkeit, den Menschen eine Büchse gebracht hätte, in der ganz viel Spaß und Liebe drinsteckten? Wie wäre es, wenn DAS sich nach dem Öffnen unaufhaltsam überall verbreiten würde? Denn eigentlich funktioniert Lebenslust nach diesem Prinzip. Wenn man sie einmal für sich entdeckt und neugierig »geöffnet« hat, vermehrt sie sich! Das ist meine Erfahrung, und das Leben bestätigt sie mir immer wieder. Jeden Tag aufs Neue. Gutes vermehrt sich. Und nicht nur, wenn es um Sex geht …

Doch bleiben wir einmal beim Thema Sex, schließlich geht es in diesem Buch darum. Man könnte mich fragen, ob nicht SM-Vorlieben, Fetische, Sexclubs und -partys irgendwann Routine und langweilig werden. Genauso wie auch häufig der »Normalosex«. Was ich glaube: Für welche Spielart auch immer Du Dich entscheidest, wenn sie wirklich Deine ist und Dir Erfüllung gibt, wird Dir NIE langweilig. Denn wenn Du auf etwas neugierig bist, machst Du jedes Mal eine neue Erfahrung. An dieser  Stelle möchte ich noch mal einen Griechen zitieren, nämlich Heraklit. Der hat schon 500 Jahre vor Christus sinngemäß gesagt:

**Man kann niemals zweimal in denselben Fluss steigen.**
**Das Wasser ist ein anderes und der Mensch ist ein anderer.**

PANTA RHEI – Alles fließt.  Wer neugierig auf Sex ist, wird immer tiefer in die körperlich-spirituelle-seelische Dimension eintauchen und ständig neue Aspekte bei sich, seinem Partner oder seiner Partnerin und im Zusammenspiel der beiden

Körper erleben. Er wird ständig neue Erfahrungen machen und immer wieder unterschiedliche Orgasmen erleben.

**Wer »sein Ding«, seine Art von Sex gefunden hat,**
**dem wird nie wieder langweilig beim Sex sein!**

Denn das Leben an sich ist nicht langweilig. Denke zurück an Deine Kindheit. Da waren Weihnachten und Geburtstag auch jedes Mal aufs Neue aufregend. Als Kind hat man sich auf alles gefreut, alles war spannend, auch wenn man zum hundertsten Mal in den gleichen Spielzeugladen gegangen ist. Wer seine Leidenschaft zum Beruf macht, wird nie wieder über Langeweile im Job klagen. Und wer seinen Lieblingssex entdeckt, hat immer Spaß daran.

Das hat nur mit uns selbst zu tun, weniger mit unserem Umfeld oder unseren Mitmenschen. Es liegt an unserem Grad an Neugier und unserer Fähigkeit, Freude zu empfinden. Wenn ich zurückdenke, könnte ich über jeden einzelnen Abend in einem Club oder auf einer Party schwärmend und begeistert berichten, denn jeder war komplett einzigartig, und jeder wäre es wert, darüber zu schreiben. Ich habe mich eine ganze Zeit lang gewundert: Die Partys sind von Mal zu Mal besser geworden. Immer habe ich gedacht: Diese Party heute ist **noch** besser als die letzte. Wow, das hier ist der coolste Abend, den ich je erlebt habe!

Bis ich irgendwann begriffen habe, dass ich selbst das so empfinde, weil ICH mich immer mehr öffne, auslebe, selbstverwirkliche und zunehmend stärker lebe, wer ich bin und was ich wirklich will. Weil ich stets mehr wahrnehme und wachsende Freude in mir selbst trage. Für jemanden, der diesen Erfahrungen im Bereich Sex wenig abgewinnen kann, sind Partys vielleicht irgendwann langweilig. Für mich ist er jedes Mal ein Highlight und immer so aufregend wie beim »Ersten Mal«.

**Sex-Kick**

**Wann fühlt es sich für Dich an wie beim Ersten Mal?**
**Wann in Deinem Leben erlebst DU dieses Gefühl der Aufregung,**
**der Schmetterlinge im Bauch? Was ist Dein Lieblingssex?**

Woran man richtig guten Sex erkennt? Es gibt ein untrügliches Zeichen dafür, dass jemand seinen Lieblingssex gefunden hat. Zumindest von außen kann man das sehr gut beobachten. Der Mensch fängt an zu strahlen. Die Augen leuchten, die Haut wird heller, man kann seine positive Energie förmlich spüren. Er sprudelt vor Lebenslust und Spaß, strahlt Attraktivität aus! Man sieht den Unterschied von vorher zu nachher. Egal ob der Mensch dann erschöpft oder hellwach ist, er ist »schöner«, attraktiver als zuvor.

**Was bringt Dich und Deine/n Partner/in zum Strahlen?**
**Was knipst Euch beiden buchstäblich »die Lampen« an?**

Ich habe genau das einmal bewusst auf den Partys beobachtet. Denn auch dort gibt es solche und solche: Menschen, die den ganzen Abend leuchten wie eine Feuerwerksrakete. Ich bin so einer, und ich kenne einige weitere. Man sieht es einem Menschen an, wenn er befriedigt, glücklich, friedlich ist.

Und es gibt andere, die sehen selbst nach einer zweistündigen SM-Session genauso fahl und uninspiriert aus wie vorher. Da hat man das Gefühl, hier wurde nur irgendein Programm durchgearbeitet. Klar, für jeden gibt es gute und schlechte Tage, könnte man jetzt sagen. Doch wenn Du »Dein Ding« machst, das, was Dich wirklich erfüllt, wird jeder noch so schlechte Tag sofort zu einem guten Tag.

Kann man das selbst spüren, was einem wirklich guttut und einen zum Leuchten bringt? Wenn man ehrlich hinspürt, ja. Nur glaube ich, dass die meisten Menschen entweder nicht genau hinspüren können oder die Wahrheit gar nicht zulassen, weil Moral, Verstand und wer weiß noch was stärker sind. Auch auf SM-Partys kann man uninspiriert im wahrsten Sinne des Wortes abhängen. Es braucht mehr, um wirklich frei zu werden …

**Mein absolutes sexuelles Highlight hatte ich im Sommer 2010,** fünf Jahre, nachdem ich mit meiner Forschungsreise begonnen hatte. In diesem Sommer traf ich auf einen Mann, der sexuell mein genaues Gegenstück war. Der genau das Gleiche liebte wie ich – nur in der anderen Rolle. Ich passiv, er aktiv. Interessanterweise musste, damit das möglich werden konnte, wieder etwas anderes in meinem Leben sterben. Und das hat mir sehr wehgetan. In diesem Fall war es nämlich eine Beziehung zu jemandem, den ich sehr geliebt hatte, und der mich quasi über Nacht verließ. Wir hatten eine sehr tiefe und echte Herzensverbindung, wir wollten zusammenziehen, eine Familie gründen, doch irgendwann bekam er kalte Füße und war weg. Autsch. Ich war ihm wohl doch zu extrem.

In dieser Zeit habe ich mich wieder häufiger in der SM-Szene getummelt, bin zu den Stammtischtreffen gegangen, und an einem dieser Abende habe ich ihn dann kennengelernt, »Mr. Magic«. Er war mit seiner Frau da, und wir hatten sofort einen Draht zueinander. Er war eloquent, gebildet, witzig, wir haben viel gelacht. Es war schnell klar, dass wir mal miteinander spielen wollten. Eine Affäre mit einem verheirateten Mann war bisher immer ein Tabu für mich gewesen, ich wollte keine Zweitfrau sein. Erstaunlicherweise war es mir bei ihm egal, mein Herz war eh gebrochen, und dies würde eine reine Spielbeziehung werden, so wie ich mit

Freunden ins Kino oder zum Sport ging. Ich war keinerlei Konkurrenz für seine Frau. Hier ging es nur um eines: gemeinsam eine ganz bestimmte Art von Lust zu entdecken. Er kannte sich sehr gut mit der aktiven Rolle aus, und bereits das erste Treffen war der Hammer. Es war mittags, und er kam mit seiner Spielzeugtasche, wie Paul damals. Ich wusste, ich kann ihm vertrauen. Es gab kein ein Safe-word, keine Absprache vorher, das war gar nicht nötig …

*Das Erste, was er tut, noch bevor er seine Jacke auszieht, er legt mir Hand- und Fußschellen aus Metall an. Mich durchzuckt es wie ein Blitz. Ist das ein angenehmes Gefühl, wenn jemand anderes die Kontrolle übernimmt! Ich kann gar nicht anders als mich hinzugeben und loszulassen, mich zu entspannen. Es gibt nicht zu tun, außer geil zu sein. Alle Uhren bleiben stehen. Wir setzen uns auf den Balkon und plaudern ein wenig. Eine skurrile Situation, ich hoffe, dass mich hier niemand sieht. Ich spüre, wie sich Erregung in meinem Körper ausbreitet, ich kann gar nichts dagegen tun. Ich fühle mich gleichzeitig erregt und geborgen, schwer zu beschreiben, dafür gibt es keine Worte. **Es existieren viele Arten von Erregung und das eine Wort kann die feinen Unterschiede gar nicht erfassen. So wie die Eskimos viele Arten von Schnee benennen können, wo unsereiner gerade einmal zwischen »nassem Schnee« und »Pulverschnee« unterscheidet.***

*Die Erregung bleibt, auch als ich mich mühsam in die Küche bewege, um uns einen Kaffee zu kochen. Die Einschränkung in der Bewegung weckt sofort Achtsamkeit, ich mache vorsichtig einen kleinen Schritt nach dem anderen. Mr. Magic folgt mir in die Küche, er hat vor der Kaffeepause noch etwas anderes mit mir vor. Er führt mich langsam die Treppe ins Untergeschoss hinunter, öffnet die Handschellen, um sie hinter meinem Rücken gleich wieder zu schließen. Wieder durchzuckt mich dieser Blitz, die Erregung steigert sich unweigerlich. Er stellt mich unter die Treppe, schlingt ein Seil gleichzeitig um das Treppengeländer und meine Hände und zieht meine Arme langsam hinter meinem Rücken nach oben. Ich muss den Oberkörper nach vorne beugen, das fühlt sich alles andere als bequem an. Und dennoch bleibt die Erregung, steigert sich sogar noch weiter. Er fragt mich, ob das in Ordnung für mich ist, und ich sage sofort »Ja!« Und wie das in Ordnung ist! Ich bin ganz in meinem Körper, spüre diese Mischung aus Erregung und Geborgenheit in jeder Zelle, genieße dieses Gefühl von Hilflosigkeit, Hingabe und völligem Vertrauen. Der weiß, was er tut. Er lässt mich eine Weile so stehen, beobachtet mich. Dann holt er von oben einen Vibrator aus seiner Tasche und platziert ihn genau an der richtigen Stelle zwischen meinen Hosenbeinen. Wohlgemerkt, ich bin ja noch komplett angezogen!*

### *Es dauert keine 30 Sekunden, und eine riesengroße orgasmische Welle durchflutet meinen ganzen Körper. WOW!!!*

*Hey, was war das denn? Ich muss laut lachen. Mr. Magic bindet mich amüsiert los und ich lasse mich in seine Arme fallen, muss immer noch lachen. So etwas ist mir ja noch nie passiert! Wie ging denn das jetzt so schnell? Er befreit mich von meinen Fußschellen und wir gehen nach oben, um jetzt endlich unseren Kaffee zu trinken. Ich habe schon wieder völlig die Zeit vergessen ... Nach dem Kaffee möchte er noch etwas anderes ausprobieren. Und zwar eine ganz bestimmte Bondage-Variante, die er einmal in Japan kennengelernt hat. Er holt ein langes rotes Seil aus seiner Tasche und beginnt, es mir kunstvoll um den Körper zu schlingen. Ich verschränke die Arme hinter meinem Rücken und umfasse mit den Händen meine Unterarme. Das scheint ganz bequem zu sein, und das ist auch gut so, denn es dauert fast eine halbe Stunde, bis er mit seinem »Kunstwerk« fertig ist. Ich kann mich nicht mehr rühren, fühle mich wie ein gut geschnürtes Postpaket. Und sie ist wieder da, diese ganz spezielle Art von Erregung, die sich mit jedem Knoten steigert. Mr. Magic bittet mich, mich auf die Couch zu legen, jetzt sind meine Beine dran. Er fischt dafür ein blaues Seil aus seiner Tasche und macht sich wieder ans Werk. Er hat offensichtlich einen Sinn für die Optik und erklärt mir später auch, dass das schöne Aussehen der Fesselung immer mit dazugehört. Nach einer weiteren Viertelstunde ist er fertig und betrachtet zufrieden sein Werk. Und ich spüre, dass ich mich kaum noch zurückhalten kann vor Lust. Was ist das nur, wie kann das sein? Ich tue nichts, ich bewege mich nicht, ich werde noch nicht einmal besonders stimuliert, es ist einfach nur dieses Gefühl der Fesseln, das mein Blut zum Kochen bringt. Das ist diese spezielle Körperspannung von der ich schon einmal gehört habe. Es dauert nicht lange und der nächste Orgasmus durchzuckt mich, diesmal brauche ich noch nicht einmal einen Vibrator dafür. Ich tue nichts, es überkommt mich einfach, und noch dazu viel intensiver als bei »normalem« Sex. Wahnsinn ...*

Während ich diese Zeilen niederschreibe, muss ich schmunzeln. Es ist 2012, das Jahr des 600-Seiten-SM-Romans »Shades of Grey«, der sich millionenfach verkauft hat und in dem die Heldin Ähnliches erlebt. Irgendjemand hat in einer Rezension mal kritisiert, dass die Beschreibungen ihrer explosionsartigen Höhepunkte ja wohl total übertrieben seien. Ich sage: Nein, kein bisschen! Wer so etwas infrage stellt, hat es nur selbst noch nicht erlebt!

Mr. Magic war in diesem Sommer noch oft bei mir zu Gast, und ich habe seinen Fantasiereichtum jedes Mal genossen. Nicht dass ich nicht zuvor im Kitty und mit anderen Männern schon vieles ausprobiert hätte, alles Mögliche, bis hin zu Hängebondage (= spezielle Fesselung, bei der man in der Luft schwebt), keine Frage. Doch mit ihm war es noch mal anders, weil es einfach immer so genau gepasst hat. Der Traum einer jeden Frau: ein Mann, der Dich ohne Worte versteht, als könnte er Gedanken lesen … Er hatte viel Erfahrung gesammelt, offensichtlich mit vielen Frauen, und er konnte einfach spüren und wahrnehmen, was mir gefiel und was nicht. Das habe ich so noch nie bei einem Mann erlebt – außer vielleicht mit Chris bei der Tantra-Massage. Mr. Magic hat mir einmal verraten, dass die Rolle als »Dom« genau deshalb bisweilen ganz schön anstrengend sei. Weil er sich so konzentrieren müsse. Daher sei es auch völlig okay, wenn er selbst erst später zum Zuge kommt – für sich allein. Das fand ich echt spannend. Mit ihm habe ich viele Dinge ausprobiert, die ich in der passiven Rolle bis dahin noch nicht kannte. Und es war noch mal ganz anders, weil er selbst so sehr in seiner aktiven Rolle aufging und das genau »SEIN Ding« war.

**Wenn zwei Menschen das miteinander tun,**
**was sie beide am allerliebsten tun, dann kann das nur genial werden.**

Mr. Magic und ich haben uns in diesem Sommer regelmäßig getroffen und miteinander »gespielt«. Und ich muss tatsächlich sagen: Das meiste davon war viel besser als in meiner Fantasie! Life Changing Sex. Da war er wieder. Völlig verrückt: Ich war von meiner gescheiterten Beziehung tief frustriert wie selten zuvor, und habe gleichzeitig den besten Sex meines Lebens erlebt. Komisch, oder? Was ich in diesem Sommer auch noch auspackte, als sei das alles nicht genug, war »Miss Susanna« als Domina. Das musste sein. Wiederum auf einer Party lernte ich »Sub D.« kennen. Ebenfalls verheiratet, Top-Manager in einem großen Konzern, unglaublich angenehm, gebildet und einfach ein interessanter Mensch, mit dem man sich stundenlang unterhalten und Pferde stehlen konnte. Und der

**Das Leben, wenn man sich wirklich darauf einlässt, steckt voller Paradoxe.**

Und wenn alles seinen Weg geht und man das Gefühl hat, die Dinge kontrollieren zu können, ist das ein absolut sicheres Zeichen dafür, dass man sich noch nichts auf sein wahres Leben eingelassen hat …

davon träumte, sich einer Frau zu unterwerfen. Ich finde nicht, dass er dem Klischee vom knallharten Typen entsprach, der sich in seiner Freizeit auspeitschen lässt. Dafür war er viel zu nett. Er sah das Ganze eher spielerisch, hatte eine tiefe Neugier wie ein kleines Kind. Aus einer intensiven Unterhaltung auf dieser Party wurden ein kleines Spiel und schließlich eine erste Verabredung bei mir zu Hause. Jetzt stand ich wieder vor der Frage: Was ziehe ich an? Und vor allem: Was mache ich überhaupt mit dem, wenn er kommt? Doch die Antwort war schnell da. Ich musste schmunzeln, als er vor der Tür stand: Er kam mit einer großen Kiste voller Spielzeug. Wahnsinn, was der alles dabei hatte! Und er verriet mir, dass das nur eine von insgesamt sechs Kisten war!!!

**Ich konnte nach Herzenslust auswählen, womit ich ihn quälen wollte.**

Hier ist er wieder, der Moment des Innehaltens. Diesmal anders, so wie jetzt habe ich ihn noch nicht erlebt, den Magic Moment, das Eintauchen ins Hier und Jetzt. Die Zeit bleibt stehen. Und es ist klar: Ich bin und bleibe hellwach, aufmerksam, bin im Service für diesen Menschen. Diesmal gebe ich einem anderen die Chance, sich fallen zu lassen, die Kontrolle abzugeben. Denn jetzt gebe ich den Ton an.

*Er steht erwartungsvoll vor mir. Mit hungrigem Blick. Zunächst kontrolliere ich, ob er gehorsam war und meinen Wunsch erfüllt hat, bereits den ganzen Tag lang Strapse unter seinem Anzug zu tragen. Ja, er war brav. Ich befehle ihm, alles auszuziehen bis auf die Strapse, und dafür erlaube ich ihm, sich eine von den Latex-Maske aus der Kiste auszusuchen und sie über sein Gesicht zu ziehen. Dann suche ich ein Paar Ledermanschetten aus und befehle ihm, sie über die Handgelenke zu ziehen. Er bedankt sich bei mir, und mir fällt auf, dass es mir richtig schwerfällt, diesem Mann Befehle zu erteilen. Das habe ich noch nie gemacht, und die Worte finden kaum den Weg aus meinem Mund heraus. Gleichzeitig bin ich fasziniert. Er tut widerspruchslos alles, was ich ihm sage, und das scheint ihm zu gefallen. Ich binde ihn an meinem Treppengeländer fest, hole eine Peitsche aus der Kiste und beginne, seinen Hintern damit zu bearbeiten. Ich bin mir sicher, das ist ihm viel zu lasch, aber ich bringe es kaum fertig, fester zuzuschlagen. Domina zu sein ist echt ein Wahnsinnsjob!*

*Mir wird in diesem Moment klar, was Mr. Magic mit »Man muss sich sehr konzentrieren« meinte. Doch Sub D. ist zufrieden. Er bedankt sich für jeden Schlag. Ich überlege fieberhaft, was ich noch mit ihm anstellen könnte. Ich krame ein wenig in seiner Kiste und finde einen Knebel. Den hat er sicher ganz bewusst da hineingelegt, also probiere ich ihn gleich aus. Sub D. knurrt jetzt zufrieden und ich traue mich, fester zuzuschlagen.*

*Plötzlich kommt mir eine sehr gute Idee: Ich befehle ihm, sich vor mir auf den Boden zu setzen und sich einen runterzuholen, während ich ihm von oben herab zuschaue. Das übertrifft alles. Es ist genau das Richtige. Sub D. schaut mich durch die Augenschlitze der Maske leicht entsetzt und gleichzeitig total erregt an. Er legt los. Ich spüre, dass ihm das peinlich ist und ihn gleichzeitig total anmacht. Ich drohe ihm mit Strafe, wenn es lange dauert. Nach diesem Befehl geht es schnell. Ich beobachte ihn fasziniert. Hinterher, nach einer erfrischenden Dusche, gehen wir zusammen Pizza essen. Wir stoßen mit einem Glas Rotwein an, und er bedankt sich nochmals bei mir für diesen aufregenden Nachmittag. Er ist glücklich, strahlt über das ganze Gesicht. Mich hat das Ganze weniger erregt als vielmehr fasziniert. So ist das also, Domina zu sein ... Was für ein Abenteuer!*

Eine Domina braucht viel Feingefühl und Menschenkenntnis, gleichzeitig Kraft und den Mut, einem Mann ganz klare, knappe Ansagen zu machen und ihn zu schlagen. Für mich ist das nicht einfach, wirklich nicht. Ich weiß nicht, wie es anderen Frauen geht. Dabei habe ich schon ein ziemlich toughes Auftreten. Ich beschloss damals, mich noch öfter mit Sub D. zu treffen und mit ihm zu »üben«. Zu unserem nächsten Termin brachte er dann seine zweite Spielzeug- und Klamottenkiste mit ...

So hatte ich also in diesem Sommer ein gebrochenes Herz und parallel zwei Affären mit verheirateten Männern, habe nichts mehr zurückgehalten, nichts mehr versteckt und alles ausprobiert und ausgelebt, was mir nur in den Sinn kam. Gleichzeitig hatte ich immer noch den tiefen Wunsch nach einer festen Beziehung, wollte immer noch eine Familie gründen, traf mich also nebenbei auch noch mit »anderen« Männern.

**Heute ist mir klar, dass ich erst all meine Dämonen ans Licht holen musste, um frei zu werden für das, was man gemeinhin als »normal« bezeichnet.**

Ein knappes Jahr später, **im Juni 2011,** war es dann so weit: Ich habe mich mit einem ganz normalen Mann verlobt und neun Monate später war ich schwanger. Obwohl ... normal war das alles auch nicht wirklich. Wir waren befreundet und entschieden ganz spontan in einer ziemlich verrückten Aktion, uns zu verloben und zusammenzuziehen. Und er war auch alles andere als normal. Denn er hatte zu diesem Zeitpunkt fast überhaupt keine Erfahrung mit Sex! Er hatte genau eine einzige, kurze Beziehung vor mir gehabt, davor war er 40 Jahre lang Jungfrau gewesen. Ich hatte genug ausprobiert und erlebt und wollte mich jetzt endlich wieder wirklich auf einen Menschen einlassen und eine Beziehung aufbauen.

Wir mochten uns, teilten viele gemeinsame Werte. Er wollte Kinder. Und er wollte mich. Na ja, und er wusste, worauf er sich einließ. Zumindest einiges davon ….

Über diese Geschichte werde ich auch noch ein Buch schreiben, denn sie ist mindestens genauso verrückt wie der Rest meines Lebens. Und das Schöne ist: Jetzt kann ich all diese Verrücktheiten mit jemandem teilen!

Ich bin mir übrigens sicher, dass der Sex in langfristigen Beziehungen nicht schlechter wird, sondern besser! Das kann ich nach einem Jahr schon sagen. Langjährige Paare, die gut funktionierende und tiefe Beziehungen führen, werden mir das bestätigen. Man lernt den anderen ja erst im Laufe der Zeit richtig kennen, man weiß erst nach und nach, was er mag und braucht, und lernt Stück für Stück, ihm das zu geben. Man entdeckt die wahren Qualitäten und auch die Schattenseiten eines Menschen. Nicht in ein paar Monaten, sondern allmählich, über einen langen Zeitraum hinweg. Alles, was natürlich wächst, braucht Zeit. Begegnungen wie die zwischen mir und Mr. Magic sind berauschend und sie sind wichtig, doch sie bilden kein Fundament, um etwas darauf aufzubauen. Sex in einer Beziehung hat viel mit Vertrauen zu tun, und das entsteht nun einmal langsam. Voraussetzung für das alles ist, dass man sich auf den Partner einlässt, und zwar immer wieder aufs Neue.

Menschen verlieren im Laufe der Zeit die Neugier aufeinander, nur deshalb wird das Leben zur Routine. Noch schlimmer, die Neugier auf sich selbst verliert man auch! Langeweile entsteht dann, wenn man meint, schon alles zu wissen und zu kennen. Das Genialste ist: zusammen mit einem anderen Menschen die Neugier zu entdecken, zusammen mit ihm herauszufinden, was IHN und DICH selbst glücklich macht. Ich habe einen solchen Partner gefunden, und dafür bin ich sehr, sehr dankbar.

Wir hatten beide eine sehr wohlgesonnene Mentorin, die uns einige Jahre lang immer wieder geraten hat, es doch einmal miteinander zu versuchen. Irgendwann war die Zeit reif, wir haben es getan, ganz bewusst, wir waren beide nicht verliebt. Doch wir waren beide neugierig und haben eine Entscheidung getroffen. Einen Menschen zu finden, der sich auf so etwas einlässt, ist wirklich eine Seltenheit. Und wie genial, dass er gleich alles mitgemacht, mich überall an meine geheimen Lieblingsorte begleitet hat. Das hätte ich NIE erwartet. Unser erster gemeinsamer Abend im Swingerclub, »nur mal zum Schauen«, artete innerhalb kurzer Zeit in eine Orgie aus. Sein Party-Outfit war auch schnell gekauft, und auch, dass ich dieses Buch schreibe, war nie ein Problem für ihn. Welcher Mann ist schon so großzügig …?!

2011 fand ich es adäquat, meinen Geburtstag mit meinem Partner und ein paar Freunden einmal in einem Club zu feiern. Dazu muss man wissen, ich habe am 11. November das Licht der Welt erblickt, und das Datum **11.11.11** lädt einfach ein zum Schabernack.

»Heute ist der verrückteste Tag des Jahres« titelte die BILD-Zeitung. Getreu diesem Motto lud ich in den Swingerclub ein. Es fanden sich tatsächlich fünf Neugierige, die dieses Erlebnis mit mir teilen wollten. Zwei von ihnen hatten noch nie einen Fuß in einen solchen Club gesetzt ... An diesem Abend entdeckten wir die große Whirl-Wanne für uns – und ich die Freude, von zehn Händen gleichzeitig mit einer Riesenpackung Duschgel eingeglischt und massiert zu werden. Gibt es ein cooleres Geburtstagsgeschenk?

Auch die Besuche der Fetischpartys bekamen mit meinem Verlobten eine neue Qualität. Wir waren jetzt zu zweit. Und es dauerte nicht lange, dann waren wir zu dritt ... Intensität und Spaß können sich immer noch weiter steigern, dem sind tatsächlich keine Grenzen gesetzt. Obwohl ich vor zwei Jahren dachte, es könnte einfach nicht mehr besser werden, werde ich bis heute immer wieder überrascht, dass es mir noch mehr Spaß macht. Wie gesagt, das hat mit mir zu tun ... Nachdem mein Lieblings-Club leider seine Tore schloss, entdeckten wir eine spezielle Veranstaltungsreihe für uns: SubRosaDictum – außergewöhnliche Fetisch- und BDSM-Partys. Immer an wechselnden Orten stattfindend, jedes Mal mit einem anderen Motto. Sub Rosa Dictum bedeutet »unter Rosen gesprochen«. Er stammt aus einer antiken Legende, die besagt, dass Rosen als Ausdruck der Verschwiegenheit in einem amourösen Abenteuer versandt wurden. Das Ganze ist sehr diskret und sehr geil. Die Veranstalter: »Wir wollen ein Erlebnis schaffen, an das die Gäste lange und gern denken. Und wir wollen das Knistern! Erotik. Sich Zeigen. Spielen, Tanzen, Grenzen ausloten.« Cool! Jeder Event ist anders! Wir betreten eine Partylocation und ich fühle tiefen Frieden in mir ...

### SubRosaDictum – Wachtraum

*Der Bass wummert. Ich liebe es, wenn die Bässe wummern! Ich weiß, das ist nicht jedermanns Sache, viele hassen es sogar – aber ich liebe es. Weiße Wände, weiße Möbel, eine weiße Bar. Spacige Location, spacige Musik. I like, wie man im Facebook-Zeitalter gern sagt.*

*Wir sitzen am Rand der Tanzfläche, auf einem dieser weißen Sofas, und küssen uns. Berühren uns, knutschen wild herum. Wie zwei verliebte Teenager, die nicht voneinander lassen können. Raum und Zeit verschwinden, mein Hirn zeigt: Bildschirmschoner. Eigentlich komisch, dass ich inmitten von so vielen Leuten und bei*

*lauter Musik viel besser entspannen kann als zu Hause im Schlafzimmer. Manch-
mal muss es vielleicht so laut sein, damit ich endlich meine eigenen Gedanken
nicht mehr höre, die mir sonst den ganzen Tag durch den Kopf gehen. Erst letztens
habe ich bei einem Vortrag über Zen-Meditation gehört, dass wir pro Minute etwa
40 bis 50 Gedanken denken, also mehr als 60 000 am Tag. Mann oh Mann, eine
ganze Menge. Und dass es eine gute Übung sei, die Gedanken einfach wie Wolken
vorbeiziehen zu lassen. Hm, also wenn ich mich inmitten dieser abgefahrenen
Szene ganz in Weiß, zwischen halbnackten oder schwarzglänzend gekleideten und
schwitzenden Menschen und bei wummernder Bassmusik den Berührungen hin-
gebe, dann kommen weder Wolken noch Gedanken, mein Hirn ist wie abgeschaltet. Ich denke einfach nicht mehr. Dafür brauche ich keine Meditation. Es fließt
einfach durch mich hindurch.*

*Das Einzige, was ab und zu vor meinem inneren Auge auftaucht, sind Er-
innerungen an die letzte Party, an andere Männer, an andere ähnlich skurrile
Situationen. Oder vielleicht an meine Jugend, als ich das erste Mal mit einem
damaligen Freund knutschend direkt neben der Tanzfläche saß. Damals in meiner
Lieblingsdisco im Sauerland. Da war ich 18 und hatte gerade den Führerschein.
War das aufregend damals! Die Dinge, die zu uns gehören, kommen immer wieder
in unser Leben, und sie fühlen sich immer wieder an wie beim Ersten Mal ... Ich
würde mich mittlerweile schon als »erfahren« in dieser Szene bezeichnen, lehne
mich entspannt zurück. Für meinen Partner ist das eher neu, doch er lässt sich
drauf ein, hat Spaß. Mich kann nichts mehr schocken. Nur noch faszinieren ... Ich
kann mir ein breites Grinsen nicht verkneifen, blicke das Pärchen neben uns an,
lächle ihnen zu. Heute ist das erste Mal, dass ich keinen Alkohol trinke. Ich setze
mich diesem wilden Getümmel ohne jegliche Geistesvernebelung aus. Darf man
eigentlich schwanger auf eine Fetischparty gehen? Hm, dass muss ich meine Ärz-
tin fragen. Ich nippe einmal ganz leicht an dem Mango-Shooter, der an alle Gäste
verteilt wird, und benetze meine Lippen damit.*

*Wir gehen auf die Tanzfläche. Ich kann mir das Grinsen nicht verkneifen, es
geht einfach nicht. Wenn ich mich umschaue, sehe ich lauter Menschen, die tief in
die Musik versunken, zu dem zuckenden Licht rhythmisch oder auch völlig gegen
den Takt ihrer Körper schwingen. Direkt neben mir steht ein verwegen drein-
schauender Mann mit einer Uniform und einem dicken Polizeiknüppel. Daneben
ein intellektueller Typ im Latex-Ganzkörper-Anzug mit Brille und Drei-Tage-Bart.
Am anderen Ende der Tanzfläche ein als Dragqueen verkleideter, schwarzer Zwei-
Meter-Mann mit megahohen High-Heels. Was für eine Erscheinung. Der Typ mit
dem Polizeiknüppel entschuldigt sich bei seinem Nachbar, dem er den Knüppel in*

einer wilden Tanzbewegung aus Versehen gegen den Hintern gehauen hat. Mein Grinsen wird noch breiter. Mein neuestes Accessoire: eine Art Taucherbrille, die beim Tanzen und Schwitzen schnell von Innen beschlägt. Ich sehe alles nur noch wie durch einen Nebel, das macht das Ganze noch mal genialer und ich fühle mich wie in einer anderen Welt.

Etwas später ziehen wir uns auf das weiße Matratzenlager zurück und gehen wieder unserer Lieblingsbeschäftigung nach: Knutschen. Kurze Zeit danach gesellt sich ein anderes Paar zu uns. Er in kurzen Latexshorts, mit Pferdeschwanz, sie einen Kopf größer als er, die Hände auf den Rücken gefesselt. Er hat einen roten Stab in der Hand, mit dem er in unregelmäßigen Abständen Funken auf ihrer Haut sprühen lässt. Ich muss schon wieder grinsen, vor meinem Auge erscheint das Bild einer elektronischen Mückenfalle. Die macht ein ähnliches Geräusch. Ein Teil von mir kann das alles nicht ernst nehmen, schüttelt immer wieder innerlich den Kopf. Dem Rest von mir ist es völlig egal, denn der hat seine Gedanken eingestellt. Es gibt Untersuchungen, dass Frauen kurz vor und während des Orgasmus weite Teile ihres Gehirns abschalten. Hat man im Kernspintomografen gemessen. Mein Orgasmus dauert eine ganze Party lang, wenn's danach geht. Ich spüre nur noch die Musik in meinem gesamten Körper, den Rhythmus, in dem wir uns bewegen, höre nur ab und zu von der Dame nebenan abwechselnd lustvolles Stöhnen, ein kurzes »Bzzzzzt« und dann ein lautes »Mistkerl«.

Nach einer Weile beschließen wir, ein paar Leute zu interviewen und herauszufinden, was sie denn so hierher treibt. Zuerst fällt uns eine Frau mit einem ganz speziellen Outfit auf: überall durchsichtige Plastikblumen. »Das ist Blumeneinwickelfolie. Habe ich selbst gemacht, hat ungefähr eine Woche gedauert. Ich überlege mir für jede Party etwas Neues«, erzählt sie fröhlich. Sie sei promovierte Molekularbiologin, verrät sie uns, und wolle in zehn Jahren den Nobelpreis bekommen. Also für dieses Kleid würde ich ihr den jetzt schon geben. Sie erzählt, dass sie schon einmal bei einer SM-Party rausgeschmissen wurde, weil sie zu viel gelacht hatte. Die Frau ist mir sympathisch. Auf so einer Party würde ich sicher auch rausfliegen. Die Frau sollte Kabarett machen! Woraufhin sie allerdings meint, die 600 Studenten an der Uni reichten ihr. Na, wenn die wüssten, was ihre Dozentin am Wochenende so treibt …

Unser nächster Gesprächspartner: Ein Typ mit einem Outfit, als käme er direkt aus einem Raumschiff. Viel Metall, eine silberne Taucherbrille, dünne fluoreszierende Schläuche, die wie Haare aus seiner Kopfbedeckung sprießen, und auf Schultern und Rücken verteilt lauter grüne LED-Lampen. Der hat eine ähnliche

Taucherbrille an wie ich und meint, so sehe man nicht mehr viel und das sei doch genial. Dem kann ich nur zustimmen. Er kommt aus der Schweiz, und das Outfit hat er sich damals zu Love-Parade-Zeiten gebastelt. Heute Abend ist es definitiv ein Highlight auf der Party. Ob ihn dieses Outfit geil macht, frage ich. Er überlegt und antwortet, geil sei noch nicht das richtige Wort. Es wirke mehr entspannend. Er trage sonst den ganzen Tag Anzug und Krawatte. Geil machten ihn große blonde Frauen ...

Das mit dem Entspannen höre ich gleich danach auch noch von einem anderen Mann. Was ihm auf diesen Partys gefällt? Ganz klar, sagt er, er kann sich hier entspannen. Die Leute gehen alle offen mit ihrem Körper und ihren Wünschen und Sehnsüchten um, und das ist einfach eine tolle Atmosphäre, in der auch er lockerlassen kann.

Dem kann ich nur zustimmen! Entspannen, loslassen, leben. Darum geht's. Wir bleiben an dem Abend nicht besonders lange, mein Kreislauf ist nicht mehr so fit und etwas übel ist mir auch. Ich ahne, dass mein Leben sich in ein paar Monaten noch mal völlig ändern wird ...

# Von Traum-
# prinzen und
# Fickblondinen

# Von Traumprinzen und Fickblondinen

**Männer haben genauso unrealistische und überzogene Vorstellungen vom anderen Geschlecht wie Frauen. Und keine Ahnung, was der andere eigentlich will. Dass Männer und Frauen unterschiedlich ticken, ist hinreichend bekannt – bringt nur leider gar nichts! Man kann Menschen nicht verändern, man kann ihnen aber eine Menge beibringen. Denn hinter allen Gewohnheiten sind wir neugierig und wollen lernen …**

*»Der wahre Charakter eines Mannes lässt sich nicht so schnell und so leicht abschätzen wie die Größe einer weiblichen Brust.«*
Sai Gaddam und Ogi Ogas (In: *»Klick!Mich!An!«*, S. 145)

Neulich habe ich ein sehr faszinierendes Buch gelesen: »Klick!Mich!An! – der große Online-Sex-Report« von Sai Gaddam und Ogi Ogas. Die beiden Autoren hatten eine ebenso einfache wie geniale Idee: Da es sehr schwierig ist, durch Umfragen zu relevanten Daten über die Sexualität von Menschen zu kommen (wer sagt schon die Wahrheit, wenn es um die eigenen Sexvorlieben geht!?) haben die beiden einfach die Quelle angezapft, in der es vor Sex nur so sprudelt: das Internet. Unbeobachtet holen sich hier Männer wie Frauen alles, was sie anmacht, und sei es noch so ausgefallen. Und im Internet gibt es nun wirklich alles, was man sich vorstellen oder auch nicht vorstellen kann. Das universelle Gesetz von Angebot und Nachfrage gilt auch bei diesem Thema – wo ein Bedarf ist, kommen früher oder später Anbieter auf den Plan. Es gibt mittlerweile fast nichts mehr, was es im Internet nicht an Sexstoff, -shops und -foren gibt – von den eben schon mal erwähnten Wollfetischisten über Keuschheitsgürtel (dafür gibt es tatsächlich spezielle Anbieter, und die Dinger sind gar nicht mal so billig) bis hin zur Masturbation mit Vorwerk-Staubsaugern. Und man kann leicht analysieren, welche Seiten wie oft angeklickt werden – oder auch welche Wortkombinationen Menschen bei Google & Co. eingeben, wenn sie etwas suchen. Es ist über die Kombination verschiedener Softwaretools sogar möglich, herauszufinden, ob sich ein Mann oder eine Frau eine Seite angeschaut hat.

Inspiriert waren die beiden Autoren von einem soziologischen Experiment aus den 70er Jahren des Psychologen Kenneth Gergen. Er ließ nacheinander fünf Männer und Frauen, die sich vorher nicht kannten, in einen komplett dunklen Raum eintreten und sagte ihnen, sie könnten dort tun, was auch immer sie wollten. Der Raum würde die ganze Zeit dunkel bleiben, und am Ende des Experiments würden sich alle nie wiedersehen. 100 Prozent Anonymität also.

Die Teilnehmer redeten zunächst miteinander, doch schnell begannen sie, sich gegenseitig anzufassen, zu umarmen und sogar zu küssen. Einer der Männer hat alle fünf Frauen geküsst. Im Schutze der Anonymität verlieren Menschen schnell ihre Hemmungen voreinander. Ich denke, ein vergleichbares Phänomen erlebt man in Sexclubs. Es ist viel leichter, die Hemmungen aufzugeben und sich auf sexuelle Begegnungen einzulassen, wenn man die anderen Menschen dort nicht kennt und auch weiß, dass man sie nicht wiedersieht – außer vielleicht in genau dieser Umgebung. Ich habe mich lange Zeit gefragt, wieso ich meine vielen neugierigen Freunde nur so schwer gewinnen kann, einmal mitzukommen. Der Grund ist sicher, dass man sich einfach in einem bestimmten Kontext kennen- und schätzen gelernt hat, und der hat normalerweise nichts mit Sexualität zu tun. Für viele ist es der Horror schlechthin, in einem solchen Club vielleicht einen Arbeitskollegen oder gar den Chef zu treffen, und sie nehmen weite Fahrstrecken in Kauf. Clubs in der Nähe des Wohn- und Arbeitsortes werden sicherheitshalber gemieden. Mich hat es sehr amüsiert, ab und zu einen Bekannten zu treffen, ich fand das sogar eher angenehm und menschlich, der andere ist ja in der gleichen Situation. Und ganz klar:

**Sich auf einer Fetischparty über den Weg zu laufen, ein gemeinsames Geheimnis zu teilen, das verbindet!**

Zurück zum Online-Sex-Report: Was die beiden Autoren dieses hochspannenden Buches alles herausgefunden haben, hat mich wirklich gefesselt. Eine wichtige Erkenntnis, die ich daraus gewonnen habe: Es gibt einen Punkt, in dem Männer und Frauen sich erstaunlich ähnlich sind. Nämlich bei den völlig überzogenen Vorstellungen vom anderen Geschlecht.

Ich bin ja nun eine Frau und ich habe mich schon immer gefragt, warum um alles in der Welt Männer sich so gerne Pornos anschauen. Aus meiner Sicht sind die meistens total übertrieben, und die Frauen in diesen Filmen sind überhaupt nicht echt. Sie haben wie auf Knopfdruck Lust, stöhnen laut herum, einfach nur weil man an ihnen unmotiviert herumrubbelt, bekommen innerhalb kürzester Zeit die Mega-Orgasmen, lieben es, wenn die Männer sie mit riesengroßen Schwänzen bearbeiten, verhalten sich völlig unnatürlich. Ein Porno hat ja meistens auch keine Story und beschränkt sich auf das Allerwesentlichste: Nahaufnahmen. Nun, Männer sind tatsächlich eher visuell geprägt und suchen im Internet vor allem nach Fotos und Filmen von nackten Frauen und Sexszenen.

**A propos Schwänze:** Die sind in den Pornos übrigens nur deswegen so deutlich sichtbar, weil die Männer sich die anschauen. Kein Witz. Frauen interessiert es wenig, die besten Stücke von Männern zu betrachten. Männer hingegen schon. Auch wenn sie nicht schwul sind. Männer wollen immer wissen, was die Konkurrenz so macht.

Aber zurück zu den Fickblondinen. Für Männer ist das tatsächlich so etwas wie eine Idealvorstellung: Eine Frau, die sichtlich Spaß beim Sex hat, sich nicht scheut, ihre großzügig vorhandenen weiblichen Reize zur Schau zu stellen, die nicht an irgendetwas herumnörgelt, sondern laut vor Lust stöhnt, und die schlichtweg alles liebt, was der Mann ihr zu bieten hat. Vor allem sein Sperma.

*Liebe Frauen, so sind Männer. Jedes Jahr klicken sie über 100 Millionen Mal auf Pornoseiten.*

**Männer wollen Bilder.** Deshalb gibt es auch seit 1953 den Playboy. Die Playgirl wird vor allem von Schwulen gelesen. Frauen können allein mit Bildern in der Regel wenig anfangen. Sie ticken anders, denken anders, reagieren auf andere Reize. Doch was ist es denn nun, was Frauen so richtig anmacht?
**Wonach Frauen im Internet suchen ist:** der Traumprinz auf dem weißen Schimmel. (Jetzt werden wahrscheinlich alle Männer, die dieses Buch lesen, Fluchtinstinkte entwickeln …) Die meisten Klicks von Frauen landen auf Liebesromanen! Kaum zu glauben: Jedes Jahr werden fast genauso viele Internetseiten mit Liebesromanen besucht wie Pornoseiten. Die Zeiten der Julia- und Baccara-Hefte beim REWE nebenan sind vorbei. Heute kann Frau sie online oder mit dem Kindle morgens in der U-Bahn lesen. Das ist viel besser, weil einen da niemand sieht. Und die Damen bezahlen kräftig dafür. Männer sind bekanntlich bereit, für Sex zu bezahlen. Das war schon immer so und wird wahrscheinlich auch immer so bleiben. Frauen bezahlen für Liebesromane. Ganz oben steht hier die sogenannte Fan-Fiction. Scharenweise schreiben Autorinnen erotische Geschichten über Piraten, Räuber, Verbrecher – und bekannte Helden wie Harry Potter, Adrian Monk und Captain Kirk.

Was mich besonders fasziniert hat: Extrem beliebt ist in diesem Genre die sogenannte Slash-Literatur. Hier entwickeln sich romantische und sexuelle Begegnungen zwischen zwei männlichen Helden, wie zum Beispiel Captain Kirk und Mr. Spock oder Harry Potter und Draco Malfoy. Kaum zu glauben: Solche Storys werden sowohl von Frauen geschrieben als auch gelesen! Offensichtlich stehen Frauen auf Geschichten über homosexuellen Sex zwischen Männern. Mit einer Einschränkung: Nur wenn's tatsächlich der Seelenpartner ist.

Ich habe ja neulich »Shades of Grey« gelesen. Das musste sein. Auch wenn ich sonst keine Liebesromane lese, hat mich dieses Werk neugierig gemacht.

Und tatsächlich – ich konnte kaum aufhören zu lesen. Nicht unbedingt wegen der Sexszenen, sowas hatte ich selbst schon live erlebt. Was mich faszinierte: Das Traumbild aller Frauen über Männer wurde selten SO gut auf den Punkt gebracht. Kein Wunder, dass sich das Ding millionenfach verkauft!

**Der Held:** ein junger Milliardär, Top-Alphamann, knallhart, clever, unverschämt gut aussehend und immer sexy gekleidet, eloquent, undurchsichtig, überlegen und weiß genau, was er will – bis auf den Moment, in dem er die Heldin trifft. Dann wird er auf einmal unsicher, weich, liebevoll. Natürlich lässt er sie immer seine starke Hand und dominante Führung spüren – aber er öffnet sich Stück für Stück und zeigt ihr nach und nach seinen weichen Kern. Nur für sie natürlich, denn sie ist etwas ganz Besonderes. Er begehrt sie, die unauffällige, schüchterne und unerfahrene Studentin, die dauernd unsicher auf ihrer Lippe kaut. Keine andere Frau interessiert ihn mehr, auch ihre attraktive beste Freundin nicht.

**Ich wette:** Jeder Mann, der so etwas liest, wird sich fragen, ob Frauen auf Kerle mit Persönlichkeitsstörung stehen. Und er wird sagen, dass dieses Verhalten völlig übertrieben und unrealistisch ist und kein Mann dem je gerecht werden kann.

*Liebe Männer, so sind Frauen. Jedes Jahr lesen sie geschätzte 84 Millionen Liebesromane im Internet. Und »Shades of Grey« hat sich – Stand Sommer 2012 – schon über 15 Millionen Mal verkauft.*

Frauen haben, wenn es um Liebe und Sex geht, letztlich ebenso unrealistische Vorstellungen von Männern wie Männer von Frauen. Und wenn Du einmal ganz tief und ehrlich in Dich gehst, wirst Du bestätigen, dass es tatsächlich so ist. Ich habe mir beim Lesen von »Shades of Grey« immer wieder heimlich gedacht: *Ja, genau, das wär's, DER ist ja ein Traumtyp, SO einen Mann will ich auch. Ach, wenn mein Mann doch so wäre wie der …* Das können wir gar nicht verhindern, dass wir so etwas denken. Das ist tief in unseren Genen verankert. Frauen wollen Männer, die sie versorgen und beschützen können und keine Muttersöhnchen sind, und die die bestmöglichen Gene für den Nachwuchs liefern. Klingt nach Klischee und ist es auch. Und es ist die Wahrheit.

Für Frauen kaum zu glauben: Männer vergleichen viel weniger als Frauen. Männer lieben alle Brüste und alle Muschis. Ein Mann denkt normalerweise nicht: Ach, wenn meine Frau doch so wäre wie die in dem Porno! Sie schauen die Filmchen einfach zur Entspannung an und weil es Spaß macht. Um sich zu inspirieren. Oder weil ihre Frau sie zu Hause nicht ranlässt. Die meisten Frauen finden es übrigens nicht nur schlimm, wenn sich ihre Männer Pornos ansehen, sie halten es für eine echte Katastrophe: erwischt SIE IHN beim Porno-Gucken, gibt es ein Riesendrama. *Wieso brauchst Du diese Fickblondinen, reiche ich Dir nicht?* Ein Mann würde seine Frau, glaube ich, nie fragen, ob er ihr noch »reicht«, wenn sie einen Roman liest. Männer können unsere Aufregung gar nicht verstehen. Denn umgekehrt würde sie es total anmachen, wenn ihre Frau Pornos guckt. Auch das hat der Online-Sex-Report herausgefunden. Die meisten Männer würden sehr gern Pornos mit ihrer Partnerin anschauen, um sich gegenseitig heiß zu machen. Für viele schwule Männer ist es der geilste Scharfmacher, den anderen beim Pornogucken zu erwischen. Und wie gesagt, Männer lieben Bilder. Hm, das erinnert mich an einen Liebhaber vor einigen Jahren, der mich mal gebeten hat, mit meinem Handy Fotos von meiner Muschi zu machen und ihm diese per MMS zu schicken. Dieser Wunsch ist bei mir damals auf ziemliches Unverständnis gestoßen. Genauso wie sein Angebot, mir im Gegenzug Fotos seines besten Stückes zu smsen. Warum hätte ich so was haben wollen? Wir ticken halt unterschiedlich. Ich finde, wir Frauen sollten aufhören, Männer dafür zu verurteilen, dass sie Fickblondinen und Pornos lieben. Wir sollten es ihnen nicht verübeln, wenn sie es mögen, sich wippende Brüste anderer Frauen anzuschauen, genauso wie sie uns nicht verachten sollten, wenn wir Schnulzen-Romane lesen. Irgendwie ist das beides echt das Gleiche: Es tut einfach gut und trägt zur Entspannung bei! Ab und zu einmal zu träumen und sich seinen Wünschen hinzugeben, ist doch wunderbar. Und zu akzeptieren, dass das reale Leben nun mal ist wie es ist, macht leicht. Sex macht gesund! Auch auf diese Weise. Und im Endeffekt gilt: Aus der Entspannung heraus ist es viel einfacher, den Partner neugierig zu machen und ihn dafür zu gewinnen, die eigenen Wünsche zu erfüllen. Was wir nämlich tatsächlich tun können:

**Frauen können ihre Männer zu Helden machen.** Liebe Frauen, gebt Euren Männern mehr Anerkennung! Hört auf an ihnen herumzunörgeln! Sagt ihnen lieber, was ihr wollt und bringt es ihnen Stück für Stück bei! Männer wachsen über sich hinaus, wenn sie Frauen glücklich machen können. Wir lassen sie nur meistens nicht ...

**Männer können ihre Frauen so verwöhnen,** dass sie Spaß am Sex bekommen. Frauen haben so oft keine Lust auf Sex, weil die Männer sich einfach keine Mühe geben. Weil der Sex langweilig ist. Liebe Männer, strengt Euch mal mehr an. Frauen lieben es, sich hinzugeben und sich verwöhnen zu lassen. Und sie lieben Männer, die die Initiative ergreifen ...

# Sex ist Frauensache, Männer haben davon keine Ahnung!

# Sex ist Frauensache, Männer haben davon keine Ahnung!

**Auch wenn guter Sex viel mit der richtigen Technik zu tun hat – Frauen haben das größere Talent dafür. Wie frau Männern guten Sex beibringt ...**

*»Der kostbarste Besitz der Frau ist die Fantasie des Mannes.«* Beate Uhse

»Über Geld redet man nicht, man hat es.« Diesen Satz sagt mit großer Wahrscheinlichkeit eher ein Mann. »Über Sex redet man nicht, man hat ihn.« Das kommt sicher eher aus dem Mund einer Frau. Dass Männer so viele Witze über Sex machen, mag daran liegen, dass sie eigentlich keine Ahnung davon haben. Die gute Nachricht ist: Frau kann es ihnen beibringen.

Die besten Liebhaber, die mich je beglückten, waren diejenigen, die vor mir schon viele andere Frauen hatten. Und die sich bei unseren ersten Begegnungen ausschließlich auf mich und meine Reaktionen konzentrierten und selbst gar nicht zum Zuge kommen wollten. In den sexuellen Beziehungen zu allen anderen Männern stellte ich mir sehr oft die Frage: »Wieso kann der das nicht einfach so machen, wie es mir gefällt?« Am Anfang, das gebe ich zu, lag das vielleicht an mir, weil ich gar nicht gesagt habe, was ich mag. Ich hatte tatsächlich ziemlich lange die Vorstellung, dass der Mann doch selbst darauf kommen müsste, wenn er einfach nur meine Reaktionen beobachtet. Ich habe ja – für mein Empfinden deutlich genug – gezeigt, was mir gefällt und was nicht. Hat es etwas gebracht? Pustekuchen!

**Männer können keine Gedanken lesen.**

Beobachten tut nicht jeder. Und Empathie ist nicht das Haupttalent, mit dem Männer auf die Welt kommen. Wenn die Rubbelei mal wieder losging habe ich laut und deutlich gesagt: »Au, nicht so fest!«. Ich habe immer gedacht, das müsste doch reichen. Wenn ich sage, nicht so fest, dann muss er doch sanfter machen. Oder? Beim nächsten Mal war es dann wieder das Gleiche ...

Später habe ich mich gefragt: Vielleicht ist das ungewöhnlich, dass ich es beim Sex gern langsam und sanft mag? Da bin ich vielleicht ein Sonderfall, in den Pornos ist Geschlechtsverkehr immer eine ziemlich temporeiche Sache. Und wenn Frauen so etwas wirklich mögen, muss ich wohl eine Ausnahme sein. Jahre danach las ich einmal etwas über »Boy-Sex« und »Girl-Sex«, das beruhigte mich, ich war also doch nicht allein damit. Irgendwann habe ich begonnen, meinen Männern zu sagen, was ich mag, nämlich laaaaaangsame Bewegungen.

Das auszusprechen war für mich anfänglich eine echte Überwindung. Über Sex spricht man nicht, schon gar nicht mit dem Partner. Ich glaube, das fällt vielen Frauen schwer. Der muss das doch mitkriegen, verflixt! Am leichtesten geht das sicher mit Humor. In einem Sex-Ratgeber habe ich einmal etwas Witziges gelesen: Viele Frauen mögen es nicht, wenn sich der Mann mit Fingern oder Zunge wie ein Specht bewegt. Spitz, schnell, rein, raus. Das hab ich meinem Partner erzählt, und er hat es sofort verstanden. Später musste ich allerdings feststellen, es nicht reicht, so etwas nur einmal zu sagen. Denn die Jungs vergessen das im Eifer des Gefechts oft wieder. Macht aber nichts, heute brauche ich nur zu sagen: »Der Specht ist wieder da!«, und wir lachen beide. Es genügt auch nicht, einem Mann nur zu sagen, was wir Frauen NICHT wollen, sondern wir müssen ihm genau erklären und zeigen, WAS wir wollen. Wenn wir stricken lernen, können wir das auch nicht gleich beim ersten Mal! Dafür gibt es in der Volkshochschule Kurse und Anleitungen, da muss man mehrmals hingehen und hinterher hat man einen tollen Pullover. Übung macht den Meister.

**Sex ist eigentlich ein Handwerk, im wahrsten Sinne des Wortes.**

**Liebe Frauen, habt Ihr Eurem Mann schon einmal gesagt, wie Ihr den Sex am liebsten mögt? Ganz konkret? Wo und wie er Euch genau anfassen soll? Wie sanft oder fest Ihr es am liebsten mögt? Was Euch geil macht?**

**Fester! Hier!**

Männer wissen, was sie selbst mögen. Meistens einfach – schnell – unkompliziert. Und sie gehen ganz natürlicherweise davon aus, dass wir genauso sind wie sie. Sie haben da viel weniger Ansprüche als Frauen. Vielleicht liegt das daran, dass sie jeden Tag auf der Toilette ihr wichtigstes Geschlechtsorgan anfassen und mit ihrem kleinen Freund viel vertrauter sind als Frauen mit ihrer kleinen Freundin. Frauen wissen ja oft noch nicht einmal, wie sie »da unten« aussehen. Männer haben einen simplen »An«-Schalter für Sex und sie reagieren bereits auf einen einzigen Reiz mit einer körperlichen und geistigen Erektion. Titten, Hintern, Muschi, ein hübsches Gesicht mit knallroten Lippen, lange Haare oder was auch immer den Mann anturnt. Ein Signal reicht aus. That's it. Der Rest ist egal. Sai Gaddam und Ogo Ogas bezeichnen das in ihrem Online-Sex-Report als *»Die Macht des ODER«.*

**Titten ODER Hintern ODER Muschi.**

Es ist übrigens ganz natürlich, dass Männer gern Frauen auf der Straße hinterhergucken. Man hat das mittlerweile sogar mit Gehirnscans gemessen: In der Schaltzentrale von Männern entstehen positive Gefühle, wenn sie hübsche Frauen anschauen.

Bei Frauen ist das alles viel komplizierter. Fängt damit an, dass sie einen »An«- und einen »Aus«-Schalter haben. Und bei ihnen reicht ein simpler Reiz nicht aus, um sexuell erregt zu werden. Bei ihnen herrscht das Gesetz des UND: Sie brauchen mehrere Reize auf einmal, beispielsweise einen gut aussehenden Mann UND einen angenehmen Geruch UND gedämpftes Licht UND Berührungen an der richtigen Stelle UND vielleicht noch schöne Musik …

Interessant ist in diesem Kontext übrigens auch die Tatsache, dass Frauen mit einem starken Sexualtrieb sich zu Männern UND Frauen UND verschiedenen Spielarten hingezogen fühlen. Bei Männern mit einem ausgeprägten Sexualtrieb besteht verstärktes Interesse an dem, was ihrer sexuellen Orientierung entspricht, also heterosexuell ODER schwul ODER Fetisch.

Frauen sind beim Sex wesentlich komplexer, vielfältiger, anspruchsvoller als Männer. Wenn irgendetwas nicht passt, ist die Erregung schnell wieder weg. Wie gesagt, wir haben auch einen »Aus«-Schalter. Wehe dem Mann, der den aus Versehen drückt! Was das Ganze erschwert: Frauen kriegen oft selbst gar nicht mit, dass sie erregt sind. Da gibt es dieses Experiment, in dem kanadische Wissenschaftler Männern und Frauen verschiedene kurze Filmszenen zeigten und gleichzeitig an den Genitalien die Erregung maßen. Zu sehen bekamen die Probanden jeweils eine Szene aus dem Sport mit Männern beziehungsweise Frauen, eine Sexszene mit einem Heteropaar, eine mit einem Schwulenpaar, eine mit zwei Frauen und eine mit zwei Affen. Das Ergebnis: Die Männer waren nur bei der Sexszene erregt, die ihrer eigenen sexuellen Präferenz entspricht. Und zwar psychisch und physisch. Heteromänner wurden durch das Heteropaar und die beiden Frauen erregt. Die Filmausschnitte mit den Schwulen und den Affen sowie die Sportsequenzen machten die Testpersonen hingegen gar nicht an. Schwule Männer waren von der Schwulenszene angeturnt. Punkt.

Bei den Frauen kam ein völlig anderes Ergebnis zutage. Die Messung zeigte bei allen (!) Szenen körperliche Erregung an, doch die Frauen behaupteten, keine (!) der Szenen hätte sie angemacht. Offenbar klafft bei Frauen eine große Lücke zwischen ihrer tatsächlichen Erregung und ihrem Gefühl, erregt zu sein. Das erklärt vielleicht, warum Frauen oft erstmal keine Lust auf Sex haben, aber durchaus Spaß daran bekommen, wenn sie erstmal loslegen. Wie heißt es so schön, der Appetit kommt beim Essen. Das scheint für Frauen im Besonderen zu gelten. Was zu allem noch hinzukommt: Die Gelüste der Frauen ändern sich. Was gestern gut war, muss heute noch lange nicht funktionieren. Wenn dann ein Mann mit seinem »Programm« nicht weiterkommt, ist er schnell aufgeschmissen. Es sei denn, er hat Fantasie und Feingefühl entwickelt und gelernt, aufmerksam und ein guter Liebhaber zu sein. Oder die Frau entscheidet sich einfach dafür, Spaß zu haben und sich einzulassen, auch wenn ihr gerade noch nicht danach ist. Mädels, entspannt Euch, das kommt schon noch!

## Sex ist Frauensache!

Denn Frauen sind der Engpass. Wenn die Frau keinen Spaß hat, hat der Mann auch keinen. Dann gibt es Rumgezicke, Nörgeln und schlechte Laune.

Sex ist deshalb Frauensache, weil Frauen von Natur aus empathischer und flexibler sind, eher nachgeben können und mehr mit ihrem Körper verbunden sind. Frauen sind eigentlich Naturtalente, was Sex betrifft. Nur – in unserer sex-feindlichen Kultur, Religion, Erziehung sowie aufgrund der jahrhundertelangen Unterdrückung der Frauen konnte sich dieses Talent nicht entfalten. Und das sitzt tief. Frauen sind eigentlich von ihrer Natur her Sinnlichkeit pur. Ihr sexueller Trieb ist vielleicht nicht so stark. Doch wenn es dann mal zur Sache geht, sind Frauen diejenigen, die für Qualität sorgen. Wenn es bei Dir nicht so ist, siehst Du, wohin uns das Patriarchat gebracht hat …

Fakt ist: Eine Frau hat ziemlich schnell raus, was dem Mann gefällt. Einfach weil sie einfühlsamer ist und seine Signale schneller erkennt. Ob sie es dann tut, ist eine andere Frage. Für Männer ist es dagegen ein großes Mysterium und vielleicht eine der wichtigsten Fragen ihres Lebens, wie man Frauen befriedigt. Eine Herausforderung, die sie lösen wollen, aber oft nicht können, weil wir Frauen ihnen nicht klar sagen, was uns Spaß macht, und sie nicht wissen, wie sie es sonst herausfinden können. Woher soll ein Mann wissen, was eine Frau mag? Dass Frauen unterschiedlich sind und dass jede etwas anderes will, hat ER ja schon gemerkt. Männer wünschen sich klare Ansagen von uns. Was sie nicht wissen: Den meisten Frauen ist es unglaublich peinlich, offen über sexuelle Phantasien und Wünsche zu sprechen.

### Welche Frau möchte schon zugeben, dass sie gern einfach einmal genommen oder Schlampe genannt werden will?

So etwas bringen Frauen nicht oder nur selten über die Lippen, schon gar nicht bei ihrem geliebten Partner, der kurz zuvor die Kinder ins Bett gebracht hat. Dennoch: **Wir Frauen müssen Männern eine Gebrauchsanleitung geben.** Vor allem wenn sie noch nicht so viel Erfahrung haben. Und wir müssen Geduld mit ihnen haben. Klaviervirtuose wird man nicht in einer Woche, das braucht Jahre. Die gute Nachricht: Wir können sicher sein, wenn ein Mann einmal einen guten Weg gefunden hat, uns zu befriedigen, wird er es immer wieder so machen. Das Wichtigste, was Frauen tun sollten, wenn sie ihrem Mann etwas beibringen möchten, ist, ihm Anerkennung zu geben und ihn für Fortschritte zu loben. **Männer brauchen VIEL mehr Anerkennung als Frauen.** Wenn frau das Gefühl hat, sie übertreibt maßlos mit den Komplimenten, dann wird es für den Mann erst interessant. Probiert es einfach einmal aus, auch wenn es Euch anfangs schwerfällt. Ihr werdet sehen, Euer Mann wird Euch die Welt zu Füßen legen. (Eine tolle Buchempfehlung dazu: »*Hallo Tarzan*« – das wirklich beste und ehrlichste Buch, das ich jemals zum Thema Beziehung gelesen habe!).

### *Die wahren Unterschiede zwischen Männern und Frauen – aus der Sicht von Transsexuellen.*

Sehr fasziniert hat mich neulich das Gespräch mit einer Bekannten, die aus dem Nähkästchen ihrer Beziehung mit einem Transmann geplaudert hat. Ein Transmann ist eine Frau, die als Mann lebt, eine Transsexuelle. So eine Beziehung muss sehr spannend sein, und so empfand ich auch dieses Gespräch. Denn wo erfährt man einmal aus erster Hand, wie unterschiedlich Männer und Frauen tatsächlich sind? Dieser Transmann meiner Bekannten entschied sich gegen Hormontherapie und Geschlechtsumwandlung, lebte aber ansonsten so weit wie möglich als Mann. Die Hormontherapie sei ganz schön heftig, erfuhr ich an diesem Abend, und deshalb brechen viele Transsexuelle sie auch wieder ab. Was passiert, wenn eine Frau über längere Zeit das männliche Hormon Testosteron einnimmt? Das muss ja so ähnlich sein wie bei einem Jungen, dessen Körper mit Beginn der Pubertät von Hormonen überschwemmt wird, und der nicht mehr weiß, wie ihm geschieht. Und der hatte vorher schon Testosteron im Blut. Was dieses Hormon macht: Der Körper wird männlicher, die Stimme tiefer, das Fett verlagert sich von den Hüften zum Bauch, Muskeln und Körperbehaarung nehmen zu, ebenso die körperliche Leistungsfähigkeit und die Lust auf Sex. Was passiert psychisch? Testosteron macht aggressiv. Der Transmann spürt auf einmal Aggressionen, die er als Frau nie zuvor erlebt hat. Männer – selbst die harmlosesten – haben einen Killerinstinkt, der Menschen töten kann. Das kennen Frauen nicht. Das Hormon macht nicht nur aggressiver, es verstärkt auch den Sexualtrieb. Man hat auf einmal ständig Lust. Ich habe irgendwo gelesen, dass Männer Geilheit etwa siebenmal stärker empfinden als Frauen. Was ebenfalls durch die Testosteron-Therapie passiert ist, dass die betreffende Person selbstbezogen wird, egoistisch. Und – das Schlimmste für viele werdende Transmänner – sie verlieren ihre Intuition, ihre Empathie, blicken wie durch einen Tunnel.

**Aggressiv, geil, selbstbezogen, dumpf.**
**Sind Männer wirklich so im Vergleich zu Frauen?**

Sicher ist das individuell unterschiedlich ausgeprägt, doch ganz von der Hand zu weisen ist es nicht ...
Was passiert umgekehrt mit Männern, die zur Frau werden wollen, die Östrogen, das weibliche Hormon, schlucken? Körperlich wird ihre Haut weicher, das Fett verlagert sich zu den Hüften und zum Po, die Muskulatur bildet sich zurück und die körperliche Leistungsfähigkeit sinkt. Gleichzeitig wird der Sexualtrieb gedämpft, die Transfrau hat viel weniger Lust als vorher. Auch viele Transfrauen brechen die Therapie ab – weil sie es nicht ertragen, dass sie so emotional werden, unter Stimmungsschwankungen leiden und oft heulen müssen.

**Emotional und launisch.**
**Sind Frauen wirklich so im Vergleich zu Männern?**

Auch da ist sicherlich etwas dran. Das können auch Frauen mit unerfülltem Kinderwunsch bestätigen, die sich einer Hormontherapie unterziehen. Wie beschrieb das letztens eine Freundin von mir: »Ich habe geheult, wenn ich keine Parklücke gefunden habe!« Und, ja, das liegt tatsächlich an den Hormonen ... Meine Freundin hat die Therapie wieder abgebrochen und ist dann auf natürlichem Wege schwanger geworden.

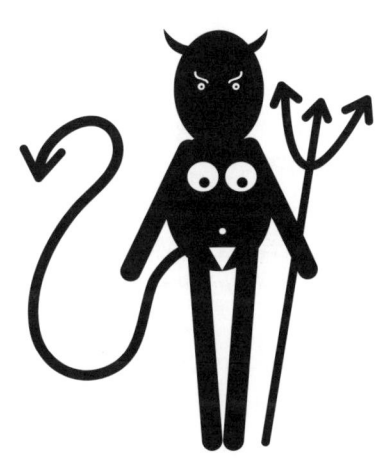

Kapitel 13

# Sex entspannt genervte Frauen

# Sex entspannt genervte Frauen

**Den Spruch: »Die Zicke muss mal richtig durchgevögelt werden«, kennt jeder Mann. Dass da viel Wahres dran ist, wussten Mediziner schon vor 100 Jahren.**

*»Der Sinn des Lebens ist es, irgendwie die Zeit zwischen zwei Orgasmen zu überbrücken.«* Katie Price

Ein guter Vibrator sollte eigentlich zum Nachttischschubladen-Standard-Repertoire einer jeden Frau gehören, egal ob sie in einer Beziehung ist oder nicht. Angeblich besitzt jede dritte Frau in Österreich einen Vibrator, in Deutschland jede fünfte, in den USA fast die Hälfte der Frauen. Doch trotz aufgeklärter Zeiten sind es sicher noch viel zu wenige. Ich muss immer wieder an eine Teilnehmerin dieses hochinteressanten Dildo-Tupper-Abends denken, die abfällig meinte, so etwas bräuchte sie nicht, sie habe schließlich eine gesunde Hand. Klar, kein Thema, meinte die Dildo-Frau, mit einer Kutsche komme man auch ganz gut voran. Doch mit einem Rennwagen mache es viel mehr Spaß und gehe schneller. Wo sie recht hat ...

Es gibt ja viele Arten von Orgasmen bei Frauen. Der durch Vibration ausgelöste ist schon ziemlich genial und geht tatsächlich ruckzuck. Eine bis wenige Minuten, und voilà! Perfekt, wenn es einmal schnell gehen soll.

**Was ziemlich in Vergessenheit geraten ist: Der Vibrator wurde ursprünglich von einem Arzt erfunden, der hysterische Frauen damit behandelte.**

Kein Witz: Bis Anfang des 19. Jahrhunderts galt Hysterie noch offiziell als Frauenkrankheit, deren Symptome durch die Erzeugung eines »hysterischen Paroxysmus«, eines Krampfes (also eines Orgasmus, aber das nannte man damals nicht so), vorübergehend gelindert werden konnten. Hysterie war weitverbreitet. Symptome wie Schlaflosigkeit, Depression, Übererregbarkeit, sexuelle Fantasien, Heulkrämpfe und viele weitere wurden der Hysterie zugeschrieben. Manche Ärzte behaupteten sogar, Hysterie wäre ähnlich weit verbreitet wie Erkältungen. Es war klar, dass dies eine reine Frauenkrankheit war und man vermutete, dass sie irgendwie durch die Gebärmutter ausgelöst wurde. Da man zu dieser Zeit noch keine Ahnung von Hormonen hatte und niemand offiziell auf die Idee kam, dass eine Frau sich ja auch selbst helfen konnte, war der wichtigste Rat an hysterische Frauen, zu heiraten und möglichst bald viele Kinder zu bekommen.

Hysterie wurde ansonsten von Hebammen und Ärzten behandelt, durch eine spezielle Wasserstrahltherapie oder durch manuelle Massagen der weiblichen Geschlechtsteile. Letztere war ganz schön anstrengend und nicht so einfach zu erlernen. Der Londoner Arzt Mortimer Granville entwickelte in den 1880er Jahren den ersten elektrichen Vibrator, mit dem man dieses Problem sehr viel schneller lösen konnte. Seine Geschichte ist toll in dem Film *In guten Händen* dargestellt. Granville bekam in der Filmversion ziemlich schnell einen »Tennisarm« von dem Job. Er beherrschte ihn nämlich ziemlich gut und die Frauen standen bald Schlange vor seiner Praxis. Es gab vorher bereits mechanische Ansätze aus den USA für Maschinen, die den hysterischen *Paroxysmus* auslösen konnten – beispielsweise einen sogenannten »Manipulator«, der mit Dampf betrieben wurde und sich letztlich nicht durchsetzte, weil er einfach zu groß und laut war und immer jemand Kohlen nachschieben musste ...

Jedenfalls atmeten Ärzte und Patientinnen auf, als diese neue und unkomplizierte mit elektrischem Strom und später mit Batterien betriebene schnelle »Heilmethode« zur Anwendung kam. In den 1920er Jahren tauchten Vibratoren immer häufiger auch in pornografischen Kontexten auf und waren dann in der Medizin tabu. Auch die Hysterie galt nicht mehr als behandlungsbedürftige Krankheit ... Heute darf man eigentlich gar nicht mehr von »hysterischen Frauen« sprechen. Dabei ist jedem sofort klar, was damit gemeint ist. Und ich glaube, es ist auch jedem verständlich, dass Sex ein gutes Gegenmittel ist.

**Es ist nicht von der Hand zu weisen, dass Frauen durch Sex entspannen.** Es geht doch nichts über einen guten Orgasmus! Letztlich entspannt ja jeder Mensch durch Sex. Männer wissen das und legen einfach öfter selbst Hand an. Für sie ist nichts dabei, sie fassen ihr bestes Stück sowieso mehrmals am Tag selbst an, und sie wissen, dass sie auf diese Weise Druck loswerden. Doch bei Frauen ist das leider häufig anders. Sie haben viel weniger Bezug zu ihrem Lustzentrum »da unten«, und je nachdem, wie sie erzogen wurden, ist dieser Bezug nicht nur neutral, sondern geradezu negativ. Auf diese Weise Druck loswerden? Wie soll das denn gehen?

### Sex ist eine Sache des Körpers.

Genauso wie wir unserem Körper Nahrung geben, ihn bewegen
und waschen, sollten wir ihm auch Lust bereiten.
Ganz egal, ob wir einen Partner haben oder nicht.

Ganz einfach: drückt einmal Eure Aggressivität über den Kanal »Sex« aus, körperlich und verbal. Beispielsweise mal etwas fester beim Partner zulangen, sich mehr bewegen, laut stöhnen oder sogar schreien. Ihr solltet auf jeden Fall zum »Entspannungskrampf« kommen, auch wenn ihrs Euch selbst besorgt. ER schaut gerne dabei zu. Das alles gefällt Eurem Partner tausendmal besser, als wenn ihr schlecht gelaunt an ihm herumnörgelt!

Kommen wir noch mal zum Thema Vibrator zurück. Vibrationen fördern die Durchblutung und eignen sich hervorragend zur sexuellen Stimulation. Es gibt sie in den verschiedensten Varianten, groß, klein, schnell, langsam, stufenlos einstellbar und man kann damit alle möglichen Körperstellen stimulieren. Besonders spannend finde ich den »Tantra Beam«, den mein Verlobter und ich uns letztens auf einer Erotikmesse gekauft haben. Das ist ein sogenannter Vibrationstransmitter, ein kleines Gerät, das man um den Finger schnallt und das die ganze Hand leicht vibrieren lässt. Damit gestreichelt zu werden, ist der Hammer! Lohnt sich unbedingt, es einmal auszuprobieren.

Die »Liebesdienerin der Nation«, Beate Uhse, war die Vorreiterin in Sachen sexuelle Freiheit, Aufklärung und Sexspielzeug. Mit ihrem Unternehmen revolutionierte sie das gesamte Thema Sexualität. Was mich besonders fasziniert hat: Beate Uhse wollte am Anfang eigentlich nur die Frauen aufklären, die in den 50er Jahren einfach überhaupt keine Ahnung von Sexualität hatten. In den unsicheren und armen Zeiten nach den Kriegsjahren wollten viele von ihnen auf gar keinen Fall Kinder bekommen, wussten aber nicht, wie sie das verhindern konnten. Sie wussten ja noch nicht einmal sicher, wie Kinder überhaupt gemacht wurden, viele dachten, das würde schon beim Küssen passieren. Beate Uhses erstes »Produkt« war die *Schrift X*, ein paar Zettel, in denen die natürliche Verhütung erklärt wurde. Etwas später nahm sie Kondome ins Sortiment auf und im Laufe der Zeit erweiterten immer neue »Artikel für Ehehygiene« ihr Angebot. So dankbar, wie viele Frauen ihre Informationen und Produkte annahmen, so schnell kamen auch Neider, Spießer und Feinde auf den Plan. Im Laufe ihres Lebens musste Beate Uhse an die 2000 Gerichtsprozesse führen, von denen sie nur einen einzigen verloren hat. Legendär ist ein Prozess von 1969, bei der nicht nur Beate Uhse mit ihrem Unternehmen, sondern der Orgasmus höchstpersönlich vor Gericht stand.

**Das Wort Orgasmus stammt aus dem Griechischen und bedeutet »strotzende Fülle«**

Laut Paragraf 184 des Strafgesetzbuches galt zur damaligen Zeit als nicht erlaubt, weil unzüchtig: Darunter wurde alles verstanden, was einer »unnatürlichen Steigerung geschlechtlicher Reize« diente. Beate Uhses Noppen-, Rillen- oder Zackenkondome, durchblutungsfördernde Cremes und einige weitere Artikel fielen unter diesen Vorwurf. Es hieß, diese Dinge würden einen besonders starken Orgasmus hervorrufen, und das fiel tatsächlich nach irgendeinem Uralt-Gesetz aus dem Kaiserreich unter die Unzucht. Insgesamt dauerte dieses Verfahren drei Jahre und wurde schließlich vor dem Bundesgerichtshof entschieden: Der Orgasmus wurde freigesprochen! Mit der Begründung, dass es, medizinisch gesehen, keine unnatürliche Steigerung des Orgasmus an sich geben könne. Höhepunkt ist Höhepunkt. Alles, was helfen würde, diesen zu erreichen, sei gut. Denn immerhin war bereits damals unumstritten, dass ein Orgasmus die Gesundheit fördert. Weiterhin hat ein Gerichtsmediziner angemerkt, dass Partnerschaften ja wohl nicht an zu viel, sondern viel eher an zu wenig Sexualität leiden würden.

Wahnsinn, das ist ja alles noch nicht so lange her! 1969 ... Kann man sich heute fast gar nicht mehr vorstellen … Das war die Zeit, in der unsere Eltern jung waren ... Den Namen Beate Uhse kennt inzwischen so gut wie jeder. Für die meisten steht er für Sexshops. Für mich steht er auch für eine mutige Frau, die eine Vision hatte und dafür gekämpft hat.

**Wo stehen wir heute wirklich beim Thema Sex?**
**Wo stehst Du? Wie frei bist Du?**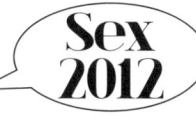

# Welcher Dildo passt zu mir?

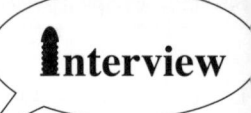

**Interview mit Aksana Rasch, Expertin für Beziehungspower. Eines ihrer An-
gebote sind »Knisterdialoge«:** *www.knisterdialoge.de*

**Aksana, Du veranstaltest Abende für Frauen, die »Knisterdialoge« zu den
Themen Sexualität, Weiblichkeit, Lust und Liebe und stellst da auch Sexspielzeuge vor. Was gibt es denn eigentlich so alles?**

Alles! Es gibt wirklich alles heutzutage, Du kannst Deiner Fantasie freien Lauf lassen. Von Noppendildos bis Reizstrom kann man alles in allen Varianten bekommen. Zum Beispiel Dildos: Es gibt welche, die besonders groß sind, hart, weich,
dick, einfach oder kunstvoll gestaltet, lange oder Mini-Dildos im Lippenstiftfor-
mat. Witzig finde ich Gemüsedildos: Was würdest Du einmal ausprobieren? Mais,
Aubergine oder lieber Gewürzgurke?

**Welches exotischen oder ausgefallenen Spielzeuge kennst Du?**

Was mich besonders fasziniert: Manche sind so groß, da denke ich echt: Was,
das soll in den Po reinpassen? Da gibt es zum Beispiel den »Eleven«, einen Dildo
aus Edelstahl, der ist 1,2 Kilogramm schwer. Nichts für Einsteiger und Untrainier-
te ... Richtig genial finde ich das »Tenga-Egg«, das ist ein Handmasturbator für
den Mann in Eiform.

**Ein »Masturbationsei« ...?**

Ja, das Ei wird mit etwas Gleitgel über den Penis gezogen, innen ist eine Struk-
tur, wie zum Beispiel Noppen oder Rillen, und eine Zwischenschicht Silikon Damit
kann die Stimulation des Mannes losgehen. Die Firma Tenga sitzt in Japan und
stellt Lustartikel NUR für Männer her. Die Eier haben reißenden Absatz bei meinen
Abenden, sind auch preislich absolut erschwinglich. Ich habe immer eine Sech-
serpackung dabei, und die ist, wenn ich wieder nach Hause gehe, meistens leer.

**Hast Du auch Spielzeuge im Sortiment, die man zusammen mit dem Partner
anwenden kann?**

Ja klar, viele Frauen fragen mich danach. Eigentlich kann der Partner bei allen
Spielsachen integriert werden – denn welcher Mann würde Nein sagen, wenn er
zusehen darf, wie seine Partnerin sich lustvoll per Hand oder mit einem Vibrator
in Ekstase bringt? Der Fantasie sind keine Grenzen gesetzt. Was ich genial für
beide gleichzeitig finde: den »We-Vibe-Vibrator«. Die Frau führt ihn ein und er

stimuliert sowohl vaginal als auch klitoral, und gleichzeitig kann der Partner noch mit eindringen. Ich muss sagen, das ist einfach nur genial, benutze ich selbst häufig!

**Was empfiehlst Du Anfängerinnen? Was kauft man am besten als Erstes?**
Da gilt die VAKS-Regel: Vibrator, angenehmen, klein und aus Silikon. Für sehr viele Frauen ist das Thema Orgasmus nach wie vor ein großes Fragezeichen. In den Medien wird das sehr breitgetreten, es gibt Tausende Beschreibungen dafür, aber Fakt ist: Viele Frauen wissen gar nicht, wann sie einen Orgasmus haben und wie sich das anfühlt. Mit einem Vibrator geht das meist sehr einfach.

**Viele Frauen wissen nicht, wann sie einen Orgasmus haben?**
Es gibt Abende, da sagen Frauen direkt: »Ich habe noch nie einen Orgasmus gehabt.« Wenn das gleich am Anfang passiert, dann ist das Eis gebrochen und die anderen Frauen merken, dass keine Gefahr besteht, das Gesicht zu verlieren. Sie können lockerlassen und sich mit den anderen austauschen. Wie fühlt sich denn ein Orgasmus an? Wir sehen alle anders aus, übrigens auch im Intimbereich, also warum soll sich der Orgasmus bei allen gleich anfühlen? Es gibt Orgasmen auf unterschiedlichen Ebenen und mit unterschiedlichen Intensitäten. Klitoral, vaginal, anal, G-Punkt, vielleicht reicht sogar das einfache Berühren der Haut an bestimmten Stellen aus, um ein Kribbeln, Pochen, eine Explosion oder was auch immer zu fühlen. Das ist ein Tabuthema, über das frau normalerweise nicht redet. Ich erlebe das oft bei meinen Abenden, dass sich die Frauen richtig outen und sich trauen, ganz offen zu sprechen. Vor allem, wenn ich in den Dörfern bin. Die, die kommen, wollen richtig ehrlich reden. Einmal war ich in einem Ort, den hat mein Navi gar nicht gefunden, so klein war der. Die Gastgeberin hatte 15 Freundinnen eingeladen, die waren alle begeistert und wir haben Tränen gelacht.

**Reden die Frauen wirklich offen miteinander über Sex? Unter Freundinnen?**
Wenn eine den Anfang macht, dann machen die anderen zu 90 Prozent mit. Beispiel: Eine der Frauen sagt: »Ich mach es gern anal«. Dann sind die Reaktionen erstmal heftig: »Waas, das magst Du, wie krass ist das denn??« Aber das Thema ist raus, und alle diskutieren darüber. Die Gespräche laufen dann von ganz allein, und ich moderiere eigentlich nur noch.

**Es gibt sicher viele, die sich nicht trauen, in der Gruppe etwas zu sagen.**
Natürlich. Die hören dann eher zu, und das ist auch okay. Manchmal habe ich Abende, da wird insgesamt sehr wenig gesprochen, da herrscht dann eher eine

verhaltene Atmosphäre, und es stellt auch kaum jemand Fragen. Interessanterweise wird trotzdem viel bestellt. Ich biete allen an, dass sie im Anschluss an die Veranstaltung nochmal allein mit mir sprechen können. In diesen Gesprächen habe ich die besten Feedbacks bekommen und sehr viel Dankbarkeit dafür, was sie alles erfahren haben.

**Was ist das Besondere an Deinen Abenden?**
Mir geht es nicht nur darum, Spielzeug vorzustellen, sondern ich will die Lust und die Neugier am Spielen wecken. Was immer allen viel Spaß macht: Üben, wie man einen Schwanz und eine Muschi anfasst, ganz praktisch, an Silikon-Modellen. Die meisten Frauen haben wenig bis keinen Bezug zu ihrer Vagina. Das lernen wir ja auch nirgendwo. Andererseits leben wir in einer genialen Zeit, in der wir uns endlich einmal mit unserem Körper und insbesondere mit unserem Intimbereich auseinandersetzen

**Wie lange dauert so ein Abend, ein »Knisterdialog«?**
Mein Programm ist ausgelegt für zwei bis drei Stunden, manchmal reden wir aber so viel und es ist so spannend, dass wir die Zeit vergessen und locker vier Stunden daraus werden. Wir beginnen immer mit einer kleinen Nacken- oder Rückenmassage untereinander, damit alle sich erstmal entspannen. Dann bitte ich die Frauen, mir ihre Fragen und Wünsche auf einen kleinen Zettel zu schreiben. Das schafft eine gewisse Anonymität, und ich weiß, welche Erwartungen die Teilnehmerinnen an mich haben. Dann zeige ich nach und nach verschiedene Spielzeuge aus meinem Koffer und bespreche die Themen auf den Zetteln. Damit stimmen wir uns schon einmal darauf ein, worum es geht. Sexualität. Den Abschluss bildet dann der Berührungskurs. Ich habe lebensechte Modelle der Geschlechtsteile, jede bekommt einen kräftigen Schwung Gleitgel in die Hand, und dann können sie sich ausprobieren.

**Welche Themen stehen denn so auf den Zetteln?**
Sexualität im Alter, Dildoslip, macht der Spaß? Oder multipler Orgasmus. Letzterer ist übrigens sehr häufig Thema, neben Oralverkehr.
Andere Beispiele sind: Fallenlassen in der Partnerschaft oder Selbstliebe und Akzeptanz meines eigenen Körpers. Manchmal kommen auch Fragen wie: »Übergroße Schamlippen, bin ich normal?« Viele Fragezeichen gibt es zum Thema Gleitgel: luststeigernde Gleitgels, Silikongleitgel aus der Wäsche auswaschen, Gleitgel ohne Flecken oder Analentkrampfungsgel.

## Funktioniert es tatsächlich, ein Analentkrampfungsgel zu verwenden?

Dadurch wird der Schließmuskel betäubt. Doch das wirkliche Loslassen und Entkrampfen beginnt im Kopf. Versuche innerlich loszulassen und Dich zu öffnen. Die Bereitschaft kommt von innen, es ist ein inneres Loslassen. Die Kommunikation der beiden Partner spielt dabei eine ganz große Rolle. Regeln, die vorher festgelegt werden, müssen beachtet werden, sonst vergeht der Spaß schon, bevor es überhaupt losgegangen ist. Wenn Du im Kopf nicht entkrampfst, kannst Du Dich mit allem Möglichen einreiben, das bringt dann nichts. Für mich ist es jedes Mal anders, hängt sehr viel davon ab, wie gut ich gerade in dem Moment loslassen kann. Es nützt auch nichts, wenn ich weiß, das habe schon oft gemacht.

## Was sind die Unterschiede bei Gleitgels?

Es gibt Gleitgels auf Silikon-, auf Öl- und auf Wasserbasis. Gleitgels auf Silikonbasis sollten nicht mit Silikon und auch nicht mit Kondomen verwendet werden, weil Silikon auf Silikon »reibt« und das Material dadurch porös wird. Mit einem Spielzeug zusammen immer Gels auf Wasserbasis nehmen. Das ist die Faustregel, damit die Freude am Spielzeug lange wirken kann.

## Wofür nimmt man dann Silikongel?

Das ist genial für »Rutsch-Partys« oder Massagen. Denn es zieht nicht so schnell in die Haut ein wie Wasser oder Öl. Es gibt auch spezielle Laken fürs Bett. Da kann man einfach mal so richtig mit dem ganzen Körper herumglitschen.

## Manche Gleitgels sollen gar nicht so gesund sein ...

Ich habe einmal ein halbes Jahr lang mit verschiedenen Gleitgels experimentiert und hatte dauernd einen Scheidenpilz. So etwas hatte ich zuvor noch nie in meinem Leben, und mir war erst nicht klar, warum mich gerade jetzt die Pilze so ärgerten. Dann ist mir die viele Werbung für Anti-Scheidenpilzmittel in Frauenzeitschriften aufgefallen, das musste ein weitverbreitetes Thema sein. Und dann habe ich recherchiert. Das Hauptproblem bei den meisten Gleitgels ist, dass Glycerin drin ist. Das ist ein Zuckeralkohol, und der kann das Bakteriengleichgewicht im Körper durcheinanderbringen. Wir haben gerade im Vaginalbereich sehr viele Bakterien, und manche von denen, genau wie Pilze, ernähren sich von Zucker. Am bekanntesten ist da wohl der Candida-Pilz. Je mehr Nahrung die bekommen, desto mehr verbreiten sie sich. Ich habe dann ein Gleitgel ohne Glycerin gesucht und auch gefunden, und seit ich das nehme, gibt es keine Probleme mehr. Heute habe ich nur noch das glycerinfreie Gleitgel im Angebot (siehe *www.cfaces.de*).

**Worauf sollte man noch bei Sextoys achten?**
Die Schleimhäute sind extrem empfindlich und man sollte da kein Billig-Spielzeug ranlassen. Achte darauf, von welcher Firma das ist und welche Inhaltsstoffe drin sind. Das gilt übrigens auch für die Sexspielzeuge. Das solltest Du beachten: Welche Firma und welche Inhaltstoffe? Ungünstig sind Produkte mit Weichmachern, den sogenannten Phtalaten. Spielsachen aus dem Kunststoff »Jelly« sollten auf jeden Fall gemieden werden. Wenn Du das Produkt aus der Packung nimmst, es im wahrsten Sinne des Wortes stinkt und eine klebrige Oberfläche hat – Finger weg! Firmen, die auf die Qualität ihrer Produkte achten, schreiben meistens auf die Packung: »Getestet von …«. Oder es steht genau drauf, was drin ist, beispielsweise antiallergenes Silikon, geruchsneutral, ohne Weichmacher, Giftstoffe …

**Ich habe gehört, es gibt auch Dildos aus Holz?**
Das Hauptmaterial bei Vibratoren und Dildos ist medizinisches Silikon, aber es gibt auch Glas, Edelstahl, Sandstein und eben Holz. Holz ist ein sehr natürliches Material. Das gibt nicht nach, ist hart, aber es ist sehr angenehm und warm, wenn Du das anfasst. Es hat auch einen ganz eigenen Geruch. Die Oberfläche ist entweder naturbelassen, dann fühlt sie sich samtig an, oder sie ist, wie im Instrumentenbau, mit Klavierlack hochglanzversiegelt und poliert. Dadurch entsteht eine spiegelglatte Oberfläche. Eine Person, die sehr naturverbunden ist, fühlt sich möglicherweise zu Holz hingezogen. Hier beginnt die Forschungsreise, welches Material einen persönlich anspricht.

**Was ist eigentlich der Unterschied zwischen Dildo und Vibrator?**
Es gibt einen markanten Unterschied – ein Vibrator hat einen Motor und vibriert, ein Dildo vibriert nicht. Ein Vibrator ist perfekt, um den weiblichen Lustpunkt, die Klitoris, so schnell und effektiv zu stimulieren, dass Frau innerhalb weniger Sekunden explodieren kann. Mittlerweile sind die Motoren so stark, da geht frau ab wie eine Rakete. Damit lässt sich schön experimentieren. Möchte ich eine Krümmung, um den G-Punkt zu erreichen, oder mag ich Rillen, Noppen oder lieber glatt? Was gefällt mir? Mit einem Dildo musst Du selbst arbeiten. Ich würde sagen, Dildos sind für Fortgeschrittene. Und natürlich auch für den Bereich Anal. Der Vorteil dabei ist, den kannst Du mit in die Badewanne nehmen! Die meisten Vibratoren hingegen sind nicht wasserdicht. Und den Dildo kannst Du auch sonst überallhin mitnehmen und ihn überall benutzen, weil er eben überhaupt gar keine Geräusche macht.

**Du empfiehlst, den perfekten Vibrator mit dem »Näschentest« auszusuchen.**
Genau, Du hältst den Vibrator an Deine Nase, so hast Du eine Vorstellung, wie es sich anfühlt, wenn Du im Intimbereich die Klitoris stimulierst.
Man kann es auch an der Handfläche probieren, in der Ellenbogensenke oder der Kniekehle. Davon bekommst Du ein Gefühl für die Stärke der Vibration.

**Was sind Deine persönlichen Geheimtipps?**
Mein Geheimtipp ist, wirklich mit den Sachen zu SPIELEN. Wer sagt, dass Erwachsene nur arbeiten, Probleme lösen und ihre Pflicht erfüllen müssen? Bis zum Jahr 2008 hatte ich selbst gar keine Vorstellung von einem erfüllten Sexualleben. Was ist ein Orgasmus? Warum kommen Menschen überhaupt auf die Idee, sich Dinge in den Po zu stecken? Warum sich fesseln und kopfüber aufhängen lassen? Und was um alles in der Welt hat es mit Sexspielzeug auf sich? Im Februar 2009 war ich dann selbst zum ersten Mal Gastgeberin einer Sextoy-Party, und das hat mir viel Spaß gemacht. Wenig später hatte ich meine ersten Vibratoren – gleich mehrere. Ich las die ersten Bücher zum Thema Selbstbefriedigung, auch das war vorher bei mir nicht angesagt. Mein Favorit ist immer noch Betty Dodson »Sex for one« – für jede Frau ein Muss, die Spaß mit sich selbst haben will. Ich bekam zum ersten Mal in meinem Leben eine Vorstellung davon, wie sich ein Orgasmus anfühlt. Und nur kurze Zeit später, war ich selbst Beraterin für Sexspielzeug.

**Wie bist Du dazu gekommen, solche Abende anzubieten?**
2008 hatte ich eine Sinnkrise, ich fand keinen Job und fragte mich, was soll ich tun und was will ich noch erleben? Auf meiner Liste stand auch ein Besuch auf der Erotikmesse. Ich muss zugeben, dort war ich ziemlich enttäuscht, denn bis auf Striptease und halbnackte Models gab es nur Verkaufsstände und heiße Luft. So wollten die dort Sinnlichkeit vermitteln? Ich habe mich gefragt, wie kann man Sexualität und diese vielen Themen drum herum so darstellen, dass sie Spaß machen und Leute ansprechen, die sich damit noch nicht so gut auskennen? Ich bekam Lust, es anders zu machen und das Resultat aus diesem Prozess sind die »Knisterdialoge«.

**Was macht Dich selbst am meisten an?**
Ich mag es, meinen ganzen Körper miteinzubeziehen und mich selbst während des Aktes zu berühren und zu spüren. Den Atem zu hören, der sich langsam in Keuchen und Stöhnen umwandelt, und zu fühlen, wie die Luft im Raum zu knis-

tern beginnt. Das Gefühl zuzulassen: »Ich bin heiß und will Sex. Jetzt!«
Was ich auch gern mache, ist, mir vorzustellen, was mich anmachen würde, an
welchen Plätzen ich gerne Sex haben möchte – also die Rolle des Regisseurs
zu übernehmen und erstmal mein Kopfkino einzuschalten. Und die Dinge dann
real zu erleben. Beispiel: Der Quickie in der Umkleidekabine. Ich habe mir das
zunächst in allen Farben ausgemalt und irgendwann war es dann so weit. Mein
Partner brachte mir im Dessousgeschäft in München die Spitzentangas – und
dann gab es kein Halten mehr. Die Umkleide war richtig schön groß und hatte
einen dicken Vorhang. Natürlich haben wir dann auch etwas gekauft …
A propos Film: Sehr empfehlen kann ich Frauen die Pornos von Petra Joy. Sie
hat das weibliche Kopfkino richtig genial in Szene gesetzt – weg von den Main-
stream Pornofilmen. Tolle pornografische Filme, die Anregungen und Mut geben,
sein eigenes Kopfkino in Gang zu setzen.

**Es gibt Frauen, die ihren Mann fragen, ob sie ein Sexspielzeug kaufen können?**
Wenn ich nach meinen Abenden die Frauen frage, wer bestellen möchte, kommt
ganz oft die Antwort: »Ich muss erst meinen Mann fragen« oder »Ich weiß ja
nicht, ob mein Mann das mag«. Dann sage ich: »Mädels, ihr fragt doch Euren
Mann auch nicht, ob ihr zum Friseur gehen sollt – oder? Ihr tut es einfach!« Hier
geht es um die Frauen und darum, was sie wollen und wie sie Lust empfinden
können. Das hat erstmal gar nichts mit dem Mann zu tun. Die Frauen werden
entspannter, ruhiger. Da freut sich der Mann doch, da muss man vorher gar nicht
mit ihm diskutieren.

**Du hast Dir für die Abende auch einige lustige Spiele ausgedacht …**
Ja, vor allem wenn ich zu Junggesellenabschieden eingeladen werde. Was ich
meistens, auch an den normalen Abenden mache, ist »Komm rein, Liebes«. Dafür
gebe ich einer Frau eine »Pussylove« in die Hand, das ist eine Vagina in Sili-
konform, die so ähnlich aussieht wie eine Taschenlampe, und eine andere Frau
bekommt einen »Strap-on« (Umschnalldildo). Dann darf ausprobiert werden, wie
viel Kraft es braucht, einen Penis in eine Vagina reinzustecken. Das können wir
Frauen uns meistens gar nicht vorstellen. Woher auch?

**Was sind die verrücktesten oder witzigsten Geschichten, die Dir Frauen
erzählt haben?**
Ich habe schon viele Geschichten gehört, die skurrilste war zum Thema Fetisch.
Und zwar Sockenfetisch. Letztens hatte ich eine Dame zu Gast an einem Abend,

die hat von einer Sockenfetisch-Community im Internet erzählt, bei der sie mitmacht. Sie trägt – nach Wunsch! – Socken und verschickt sie dann per Post. Da kommt zum Beispiel eine Bestellung mit dem »Auftrag«, dass sie ein mitgeschicktes Paar Socken eine Woche lang jeden Tag drei Stunden in Sportschuhen trägt und dann wieder zurücksendet.

**Was ist Deine wichtigste Botschaft an die Frauen?**
Probiert Dinge aus im Bereich von Sexualität! Traut Euch! Steht zu dem, worin ihr experimentieren möchtet! Gönnt Euch etwas! Wir gehen ins Kino und geben Geld aus, wir besuchen den Friseur, lassen uns die Nägel machen, kaufen uns Kleider, überall investieren wir Geld. Investiert in Eure Sexualität, also in Euch selbst, und kauft Euch ein richtig gutes Sexspielzeug. Ich persönlich habe mir einmal ein richtig teures Spielzeug aus Edelstahl gekauft, und mit dem hatte ich meinen ersten G-Punkt-Orgasmus. Mein Partner hat das Teil geführt, und ich konnte mich komplett fallenlassen – war das geil! Und eine gute Freundin von mir hat es mir jetzt nachgemacht – nach fünf Jahren! Sie hat eine Analkette gekauft und einen sehr edlen und teuren Vibrator. Früher hat sie das Thema belächelt und jetzt hat sie sich endlich getraut. Und zwar, ohne ihren Mann zu fragen.

**Ich sage Danke für dieses anregende Interview!**

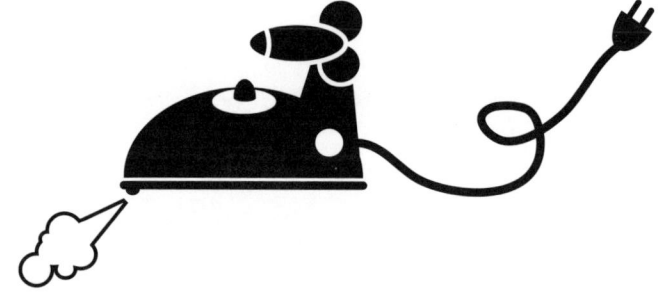

Kapitel 14

# Sex killt Falten

# Sex killt Falten

**Sex ist eines der besten Anti-Aging-Mittel und hat keine Nebenwirkungen. Augenringe, Speckrollen und Falten kann man einfach »wegbumsen«, und das mit großem Spaß. Sex macht glücklich und gesund – und manchmal auch blöd. Interessantes aus Forschung und Wissenschaft.**

*»Alles, was Spaß macht, hält jung.«* Curd Jürgens

Die »Fünf L«: Laufen, Laben, Lachen, Lernen und Lieben gelten gemeinhin als die natürlichsten und besten Anti-Aging-Maßnahmen. Dann braucht man keine teuren Faltencremes und erst recht keine Schönheits-OPs mehr. Laufen und Laben tun die meisten ja gelegentlich noch, doch beim Lernen ist schon nicht mehr jeder dabei. Lachen tun wir Erwachsenen nur noch wenige Male am Tag, wenn überhaupt. Und Lieben ...? Sex ist Anti-Aging pur, das haben schon viele Wissenschaftler festgestellt. Ein Neuropsychologe vom Royal Edinburgh Hospital kam erst kürzlich in einer Studie zu dem Ergebnis:

**Leute, die durchschnittlich dreimal Sex pro Woche haben, sehen bis zu zehn Jahre jünger aus!**

Beim Sex werden jede Menge Glückshormone ausgeschüttet, die sich positiv auf den Organismus auswirken, gleichzeitig werden Stresshormone schneller abgebaut und die Aufnahmefähigkeit der Zellen für wichtige Vitalstoffe verbessert. Schon der gute alte Martin Luther soll zu regelmäßigem Sex aufgerufen haben: »In der Woche zwier, macht im Jahre hundertvier, schadet weder Dir noch ihr!«

## Da liegen wir Deutschen ja gar nicht so schlecht ...

Laut Sex-Report 2008, der bisher größten Sex-Umfrage in Deutschland mit knapp 56 000 Befragten, treiben wir Deutsche es durchschnittlich 2,6-mal pro Woche. Angeblich wünschen sich 50 Prozent der Frauen und gut 60 Prozent der Männer häufigeren Geschlechtsverkehr. Und knapp 40 Prozent beider Geschlechter waren schon einmal untreu.

Was ich in diesem Zusammenhang übrigens auch sehr interessant finde, ist eine amerikanische Studie, die sich mit der foogenden Frage befasst ...

### ... Warum haben Menschen überhaupt Sex? – 237 Gründe

Die Wissenschaftler sind bei ihrer Befragung unter anderem auf folgende Antworten gekommen:

- Ich wollte meine Liebe zeigen (Frauen)
- Ich war scharf (Männer)
- Ich wollte eine Beförderung (Frauen)
- Ich wollte meine Partnerschaft beenden (Männer)
- Ich wollte mich Gott näher fühlen (Frauen)
- Ich stellte fest, dass ich verliebt bin (Männer)

Der mit Abstand am häufigsten genannte Grund für Sex lautet bei Männern und Frauen: »Ich fühlte mich zu der anderen Person hingezogen«. Relativ weit vorne steht bei beiden Geschlechtern auch: »Es geschah im Eifer des Gefechts«. Neugierig gemacht hat mich, eher hinten auf der Liste: »Es war ein Initiationsritus für einen Verein oder Organisation.«

Was mag das für ein Verein sein, bei dem man »Sex machen muss«? Ein weiteres interessantes Ergebnis dieser Untersuchung: Nicht wenige Frauen haben Sex, um ihre Kopfschmerzen loszuwerden. Tja, liebe Frauen, diese Ausrede zählt zukünftig nicht mehr. Es gibt tatsächlich eine Studie, die deutlich zeigt, dass Sex gegen Migräne hilft.

Was ich mittlerweile aus eigener Erfahrung bestätigen kann: Alles was mit Sexualität und Schwangerschaft zu tun hat, macht jung! Schwanger zu sein ist ein wahrer Jungbrunnen für eine Frau, da in dieser Zeit und in der nachfolgenden Stillperiode haufenweise Hormone ausgeschüttet werden, die nicht nur Glücksgefühle steigern, sondern Gehirn- und Organzellen erneuern. Das stimmt tatsächlich. In letzter Zeit fragen mich Leute, wann ich denn die Fotos auf meiner Website gemacht hätte, weil ich jetzt viel jünger aussähe. Meine vielen Lachfalten um die Augen herum sind so gut wie weg. Zurück zum Sex: Der Orgasmus ist ein wahres Feuerwerk an Hormonen! Prolactin ist ein Hormon, das im Organismus der Frau normalerweise beim Stillen ausgeschüttet wird. Beim Orgasmus produzieren interessanterweise Männer mehr davon. Es ist dafür verantwortlich, dass die Jungs »danach« so entspannt und schläfrig sind und sich einfach wohlfühlen. Oxitocin ist das wichtigste Bindungshormon. Es sorgt dafür, dass wir uns emotional an einen anderen Menschen binden, mit dem wir Sex haben – oder dass nach dem Sex eine emotionale Bindung entsteht. Oxitocin wird in seiner höchsten Konzentration übrigens bei der Geburt eines Kindes ausgeschüttet ...

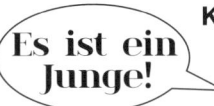

**Es ist ein Junge!**

**Könnte Oxitocin die wissenschaftliche Erklärung dafür sein, dass manche Frauen sagen, die Geburt eines Kindes sei eigentlich ein riesengroßer Orgasmus?**

Oxitocin wirkt bei Frauen übrigens insgesamt stärker als bei Männern. Männer haben weniger Bindungsstellen für dieses Hormon, und noch dazu wird seine Wirkung durch das männliche Geschlechtshormon Testosteron geschwächt. Ist ja tatsächlich so: Männer tun sich leichter damit, Sex einfach nur um des Sexes willen, ohne Beziehung, zu haben. Oxitocin gilt übrigens als »Weichmacher« für Männer, weil es auch bei ihnen die Bindungsfähigkeit stärkt. Leider hat man bisher wenig praktikable Möglichkeiten gefunden, wie frau das ihrem Mann verabreichen kann. Die Forscher haben's leicht, die nehmen einfach ein spezielles Nasenspray ... Manche Untersuchungen sagen allerdings auch, dass Oxitocin Männer blöd macht und sie nachweislich nach dem Orgasmus ein schlechteres Erinnerungsvermögen haben. Was ja auch nicht von der Hand zu weisen ist ... Andere Forscher wollen herausgefunden haben, dass beim Orgasmus des Mannes Hormone ausgeschüttet werden, die neue Gehirnzellen bilden. Und natürlich forscht ein ganzes Heer von Wissenschaftlern an Mitteln, die die Lust steigern. Interessant: Bisher gibt es kein wirklich funktionierendes luststeigerndes Mittel für das weibliche Geschlecht. Viagra für Frauen war ein Fehlschlag, denn bei ihnen reicht allein die Durchblutungsverbesserung der Genitalien nicht. Sie müssen erstmal erregt sein, und das ist – wie wir in vorangegangenen Kapiteln ja schon gesehen haben – nicht so simpel. Das Einzige was bisher einen Effekt bei Frauen gezeigt hat, ist eine Substanz, die direkt die Lustzentren im Hirn anspricht. Ursprünglich war sie als Wirkstoff für Selbstbräuner konzipiert und bisher ist sie auch nicht auf dem Markt freigegeben. Was auf jeden Fall erfreulich ist: Bei kaum einer Tätigkeit werden so viele Kalorien verbraucht wie beim intensiven Liebesspiel, höchstens noch beim Leistungssport. Zum Abnehmen taugt Sex also allemal. Wenn man sich dabei ordentlich bewegt! A propos Abnehmen: Es gab im Rahmen von Olympia 2012 eine erste Studie, die untersuchte, ob Sex für Leistungssportler vor dem Wettkampf gut ist oder nicht. Das Ergebnis ist eindeutig: Für Sportler, bei denen Konzentration gefragt ist: JA. Schützen profitieren vom Techtelmechtel am Vorabend. Kraftsportler und Sprinter hingegen üben sich besser in Enthaltsamkeit, weil dann ihr Aggressions- und Kraftpotential höher ist. Sagt Frank Sommer, der erste Professor für Männergesundheit.

Kapitel 15

# Schluss
# mit Burn-out –
# her mit Sex!

# Schluss mit Burn-out – her mit Sex!

**Wieso gibt es Sex nicht auf Rezept bei Burn-out, Depression & Co.? Probleme, die im Kopf entstehen, löst man besser über den Körper. Doch mit dem Sex klappt's häufig auch nicht. Warum sowohl Burn-out als auch Sexualstörungen in sexfeindlichen Gesellschaften häufiger vorkommen.**

*»Es ist Unsinn, dass Männer immer nur an Sex denken. Nur wenn sie denken, denken sie an Sex.«* Geri Halliwell

Burn-out ist in aller Munde – die neue Modekrankheit des 21. Jahrhunderts. Die Überforderung durch den Job und durch das Leben, übrigens häufig eine gut getarnte Unterforderung, genannt Bore-out, greift um sich und zieht immer mehr Menschen in ihren Bann. Die großen Unternehmen geben laut Handelsblatt und dem Manager Magazin einen Anteil der an Burn-out erkrankten Mitarbeiter von fast 9 Prozent an. Folgen für die Betroffenen sind oft Depressionen und tiefe Lebensunlust. War es in den 90ern noch »in«, besonders viel zu arbeiten, versucht man heute wieder, die Balance im Leben zu finden – zwischen Job, Familie und der eigenen Vitalität. Leichter gesagt als getan, wo setzt man da an? Die meisten Leute versuchen, ihre vielen Aufgaben und Aktivitäten besser zu organisieren, betreiben aufwendiges Zeit- und Lebensmanagement, schreiben Termine mit der Familie in den übervollen Kalender, halten Diät, machen Sport, gehen regelmäßig zum Entspannungskurs und vielleicht noch zum Psychiater und machen sich mit allem letztendlich noch mehr Stress. Wenn ich am Wochenende an der Isar spazieren gehe und die gehetzten Manager auf ihren Mountainbikes im Mordstempo an mir vorbeipreschen, frage ich mich manchmal, ob das wohl die Balance fördert. Doch auch die ruhigeren Bewegungsarten sind offenbar nicht für jeden geeignet. Untersuchungen der Herzratenvariabilität – ein sehr guter Indikator für Stress und Vitalität – haben gezeigt, dass Yoga nur bei etwa 50 Prozent der Probanden tatsächlich für Entspannung sorgte. Die anderen wurden dadurch eher noch aggressiver. Wie erreicht man dann Balance und Frieden? Das geht nur, indem man seine eigenen Ressourcen stärkt.

**Leistungskraft kommt letztlich nur aus Leidenschaft.**

Und die spürt man im Körper. Menschen, die Lust, Freude und Leidenschaft bei ihren Tätigkeiten empfinden, müssen sich nicht so anstrengen.Wenn Du so oft wie möglich Dinge tust die Du wirklich willst zapfst Du automatisch immer wieder Deine Ressourven an und Deine Power läuft nicht ins Leere. Es gibt aus meiner Sicht zwei Möglichkeiten, die Ressourcen zu stärken: Entweder man findet heraus, was einen wirklich entspannt und einem Energie gibt. Und das ist individuell sehr unterschiedlich. Beim einen ist es Meditation, beim nächsten Klavierspielen, beim dritten Kampfsport, beim vierten Kochen. Ich würde allerdings behaupten, die meisten Menschen haben keine Ahnung, was das tatsächlich bei ihnen ist. Und das findet man auch nicht heraus, indem man darüber nachdenkt oder eine Psychotherapie macht, sondern indem man verschiedene Dinge ausprobiert und SPÜRT, wie man sich dabei fühlt. Vitalität ist vor allem etwas Körperliches. Die zweite Möglichkeit der Ressourcenstärkung ist, etwas zu tun, was definitiv bei allen Menschen gleichzeitig zu mehr Entspannung und Vitalität führt: Sex! Und hier beginnt das Dilemma:

Erschreckend viele Menschen leiden an sexueller Unlust bis hin zu sexueller Dysfunktion, je nach Studie 20 bis zu fast 50 Prozent! Dabei sind Männer wie Frauen betroffen. Bei Männern äußert sich dieses Phänomen vor allem darin, dass sie nicht »können«, bei Frauen darin, dass sie nicht wollen.

**Hängt das vielleicht zusammen – Erschöpfung im Leben und Verdruss beim Sex?**

### *Der Appetit kommt beim Essen*

Der Hauptgrund, warum gesunde Menschen keinen Sex haben, ist vermutlich »Ich bin zu müde«. Paare, die sich auf Sexperimente à la »100 Tage Sex« (Douglas Brown) einlassen, berichten, dass es vor allem Disziplin ist, die man braucht, um jeden Tag Sex haben zu können. Klar, nach einem supervollen Arbeitstag, womöglich noch mit Kindern und Haushalt, ist man abends einfach kaputt. Doch nicht nur die Erschöpfung eines anstrengenden und langen Arbeitstages und spätes Ins-Bett-Fallen-Lassen lässt uns sexmüde werden. Oft kann man sich einfach nicht aufraffen, obwohl man eigentlich die Zeit hätte.

Vielleicht funktioniert es ja genau umgekehrt: Dass die Erschöpfung verschwindet, **wenn** man sich aufrafft. Dass die Lebenslust wiederkommt, **wenn** man den Sextrieb aktiviert. So wie die Lust auf ein leckeres Essen manchmal erst kommt, wenn man den ersten Bissen im Mund hat. Bei mir ist das sehr oft so. Also, nicht beim Essen, denn Hunger habe ich eigentlich immer, aber tatsächlich beim Sex. Im ganz normalen Alltag bin ich abends oft einfach müde und morgens, wenn ich aufwache, komme ich auch nicht gleich in Schwung. Tagsüber bin ich immer mit etwas anderem beschäftigt. Aber wenn mein Partner zärtlich um die Ecke kommt und einfach beginnt, dann mache ich gern mit. Ich habe es noch nie erlebt, dass der Sex mir dann keinen Spaß gemacht und ich mich hinterher nicht besser als vorher gefühlt hätte.

**Sex, egal in welcher Form, ist eine exzellente Energiequelle.**
Menschen, die unter Burn-out leiden, haben keinen Sex oder nur höchst selten. Sie verspüren keine Lust, und bei den Männern spielt der entscheidende Körperteil nicht mehr mit. Eine Bekannte von mir, Therapeutin, meint dazu ganz lapidar, ihr sei noch kein Burn-out-Patient untergekommen, bei dem Sexualität überhaupt noch eine Rolle spiele. Sind sexuelle Störungen die Folge von Burn-out? Oder sind sie möglicherweise auch Ursache? Könnte es nicht sein, dass Burn-out immer häufiger entsteht, WEIL so viele Menschen so wenig Sex haben? Und dass Sex eine sehr effektive Therapie wäre? Burn-out und sexuelle Störungen, beide kommen vor allem in den »modernen« Gesellschaften häufig vor.

Im »dtv-Atlas Sexualität« habe ich etwas Interessantes zu diesem Thema gelesen, nämlich dass Sexualstörungen ein Produkt der jeweiligen Kultur sind, und zwar sowohl in Bezug auf ihre Häufigkeit als auch auf ihre Ausprägung. In Kulturen, die den Sex bejahen und nicht verteufeln, kommt erektile Dysfunktion so gut wie gar nicht vor. In sexuell repressiven Kulturen hingegen sind sie gang und gäbe. Das würde allerdings bedeuten, dass wir in unserer Kultur keineswegs so sexuell befreit sind wie wir meinen. Und auch das ist erklärbar. Laut Soziologen ist sexuelles Verhalten nicht »triebgesteuert«, sondern als gesteuert von sogenannten »sozialen Skripten«. Der Gedanke dahinter: Jeder Mensch kommt mit einem vollständigen sexuellen Potenzial auf die Welt, so wie er das Potenzial zu sprechen mitbringt. Ein Kleinkind kann jede Sprache lernen, wenn es ein entsprechendes Angebot bekommt, sogar mehrere gleichzeitig. Welche Sprache das Kind lernt und ob es das Potential voll ausschöpft, hängt von seiner Umwelt ab, davon, wie es gefördert wird und was ihm selbst Freude macht.

**Unser Problem beim Sex ist, dass wir von vielen verschiedenen »Skripten« beeinflusst werden, die sich gegenseitig widersprechen.**
Beispiel: Das Gesundheitsministerium empfiehlt Kondome und die Kirche verbietet sie. Oder Eltern und Lehrer vermitteln einem Jugendlichen, dass er möglichst erst als Erwachsener Sex haben soll, die Freunde erzählen aber alle, sie hätten schon Sex gehabt. Männer sollen einerseits die Frauen verstehen und Gefühl zeigen, und gleichzeitig wird ihnen vermittelt, sie müssten stark und männlich sein. Frauen hingegen sind heutzutage voll emanzipiert und wissen, was sie wollen. Gleichzeitig lernen sie von ihren Müttern dass sie sich bei Männern und Sex zurückhalten sollen. Durch diese widersprüchlichen Botschaften entsteht Verwirrung, und diese wird umso stärker, je mehr gesellschaftliche und kulturelle Skripten einen Menschen beeinflussen. Die Folge dieser Widersprüche sind innere Konflikte, Verunsicherung und nicht selten großer Stress.

**Wie lauten Deine tiefen, inneren Überzeugungen über Sex?
Vor allem über Sex, so wie Du ihn am liebsten magst?
Was macht Dir ein schlechtes Gewissen,
wenn Du nur daran denkst?**

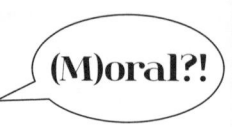

(M)oral?!

Die Skripten, nach denen wir ticken, zu hinterfragen, ist eine sehr spannende Angelegenheit. Denn sie sind uns normalerweise ja überhaupt nicht bewusst, so wie wir auch nicht darüber nachdenken, dass wir unsere Muttersprache sprechen. Wir tun es einfach. Doch wir kommen in einen Konflikt, wenn das Skript nicht funktioniert oder mit unserem Spaß konkurriert. Wenn wir auf einmal spüren, wir wollen etwas, aber irgendwie »dürfen« wir es nicht. Das Schlimme ist: Die sex- und spaßfeindlichen Skripten lernen wir viel früher als die lustfreundlichen, sie sind viel älter und treiben ihr Unwesen in unserem Unterbewussten. Bestimmte Sätze, Regeln und Gebote lernen wir schon in der Grundschule …

Stell Dir vor, Du sammelst im Laufe Deines Lebens haufenweise solche Skripte und Überzeugungen in Deinem Unterbewusstsein an und erlebst ständig innere Konflikte, die Du bewusst gar nicht mitkriegst. Und das in einem so fundamentalen Lebensbereich wie der Sexualität. Kein Wunder, wenn jemand dann einen Burn-out bekommt … Doch auf die Idee, dass das eine Rolle spielen könnte, sind noch nciht viele gekommen. Burn-out-Themen werden fast ausschliesslich im Kontext der beruflichen Tätigkeit diskutiert und als Schuldige gelten vorallem die bösen großen Firmen, die ihre Mitarbeiter fertig machen. Und – die meisten Angebote zur Behandlung von Burn-out richten sich nur auf die Symptome, denn die Ursache liegt ganz woanders.

**Erschöpfung hat mit nicht gelebter Sexualität und mit zu wenig Spaß im Leben zu tun! Fangt an, Eure Ressourcen zu stärken, habt mehr Sex und mehr Spaß!!! Fragt Euren Arzt oder Heilpraktiker, ob er Euch nicht Sex auf Rezept verschreiben kann – vielleicht gibt es dann irgendwann eine Krankenkasse, die Euch die Kosten für Spielzeug und Dessous bezahlt.**

In meinem Bekanntenkreis gibt es zwei Menschen, ein Ehepaar, die genau das erlebt haben: Einen kopfgesteuerten, Burn-out gefährdeten IT-Spezialisten, der eigentlich ein Komiker ist, und eine lebenslustige Frau, die dauernd Sex will, aber ein Jahrzehnt lang Single war.

# Du lachst Dich schlapp! Wie man einen Frosch zum Prinzen macht

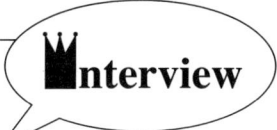

**Interview**

**Interview mit Tina und Frank Seibel: RTLs kurzfristigstes Hochzeitspaar 2012 und Beziehungs(s)experten** *(www.happyheartsexpress.com).*

**Tina und Frank, Ihr seid beide ziemliche Komiker. Das Wort »schlapplachen« hat bei Euch eine ganz neue Bedeutung bekommen, oder?**
*Frank* \*Grinst\*. Ich gebe zu: Wir lachen ziemlich viel im Bett. Na ja, und wenn ich mich schlapp gelacht habe, dann fangen wir halt wieder von vorne an. Lachen ist so etwas wie unser Vorspiel.
*Tina* Uns macht Sex unglaublich viel Spaß. Früher habe ich oft erlebt, dass eher eine peinlich berührte Stimmung aufkam, wenn man zu viel im Bett gelacht hat. Mit Frank ist das anders. Wir können manchmal gar nicht mehr aufhören.

**Mal ganz blöd gefragt, worüber lacht Ihr denn im Bett?**
*Tina* Wir müssen oft lachen, wenn wir so richtig leidenschaftlich werden. Manchmal ist das Ganze nämlich SO leidenschaftlich, dass wir es beide nicht mehr ernst nehmen können. Wir stellen uns dann manchmal auch vor, wir wären in der Szene eines Pornos, in der es so ganz besonders leidenschaftlich wird … Und dann können wir einfach nicht ernst bleiben.
Was auch gelegentlich schwierig ist: Stellungswechsel. Wir sind ja beide nicht die sportlichsten und schlanksten, und ich muss gestehen, das sieht bei uns manchmal aus, als wären wir ein 90-jähriges Ehepaar. Oder einer verrenkt sich was, oder Frank kriegt einen Krampf in der Wade, oder ihm tun die Arme weh, oder er kriegt keine Luft mehr, oder ein Bein ist im Weg oder wir fallen aus dem Bett raus, das ist einfach Komik pur. Manchmal haben wir das auch beim Küssen. Also ich muss sagen, Küssen ist das Einzige, wo es eine echte Anlernphase gab, bis Frank das konnte. Ich küsse nämlich wahnsinnig gern.

**Du musstest Frank das Küssen beibringen?**
*Tina* Ja, Frank hat am Anfang so direkt und frontal geküsst, er riss den Mund auf und dann kam Dir auch schon die Zunge entgegen. Das erinnerte mich immer an einen Moment auf dem Schützenfest im Sauerland, da saß ich neben einem älteren Ehepaar, die Frau hatte gerade Mettbrötchen mit Zwiebeln gegessen … und dann haben die sich so geküsst, dass man alles sehen konnte. Und dann hatte ich selbst auf einmal einen Mann, der auch so küsst …
*Frank* Tina hat mich dann gebeten, es anders zu machen, und ich habe es ge-

lernt, ist ja kein Problem! Sie hat mich immer sehr gelobt, wenn ich mich verbessert habe, das hat dann richtig Spaß gemacht.

**Tina, Du warst mehr als zehn Jahre lang Single und hattest viele Affären.
Dann kam Frank, ein 40-jähriger »Jungmann« mit DVD-Sammlung, Heimkino
und Science-Fiction-Büchern, der beim Pizzaservice bestellt ...**
*Tina* Ganz ehrlich? Ich kannte Frank ja schon länger und habe immer gedacht:
Der geht gar nicht! Und ich habe haufenweise Gründe gefunden, warum nicht,
und habe mich selbst bestätigt: Hast Du gesehen, der hat weiße Turnschuhe an!!!
Weiße Turnschuhe, nein wie schrecklich. Und der Bauch, der geht gar nicht, ein
Mann muss durchtrainiert sein. Und dieses Bubi-Gesicht geht erst recht nicht ...

**Wie seid Ihr denn dann zusammengekommen?**
*Tina* Ich habe mir eigentlich immer eine Beziehung gewünscht, wusste aber
nicht, wie ich das hinkriegen kann. Die Männer, die ich wollte, wollten mich nicht
und umgekehrt. Meine Freundinnen hatten lauter Ratschläge für mich wie: »Tina,
Du musst einfach mal einen Tag lang die Klappe halten, dann wird das schon mit
dem Mann!« Toll, habe ich dann gedacht, und was mache ich am zweiten Tag??
2009 habe ich ein intensives Wochenende lang das Seminar »How to train your
man« bei Sonja Becker mitgemacht und erfahren, dass das, was ich so treibe,
nämlich die dauernden Affären mit den falschen Männern, komplett gegen das
geht, was ich eigentlich will. Dabei dachte ich stets: Ist doch super, ich habe
wenigstens regelmäßig Sex und bin nicht so eine vertrocknete Jungfer. Aber eigentlich war ich tief verletzt und sehnte mich stark nach einer festen Beziehung.
Dann habe ich ein Leadership-Training zum Thema Beziehung mitgemacht und
erkannt, dass es viele nette und passende Männer in meiner Nähe gibt. Für einen
Tanzabend suchte ich einen Begleiter, und das wurde dann Frank. Wir sind am
nächsten Tag zusammen frühstücken gegangen und haben die ganze Zeit gelacht. Wir lieben beide Genuss, haben jede Menge Schokocroissants verdrückt,
und ich habe mich einfach wohlgefühlt mit ihm. Obwohl mein Verstand die ganze
Zeit gesagt hat: »Nein, der geht nicht!«

**Das kenne ich irgendwoher ... Ja, und dann???**
*Tina* Meine Liste mit den Dingen, die ein Partner erfüllen sollte, ist in den zehn
Jahren Singledasein so lang geworden, die konnte gar kein Mann mehr erfüllen.
Frank erst recht nicht, den hatte ich längst aussortiert. Doch Fakt war, ich habe
mich bei ihm wohlgefühlt, und dann habe ich mich entschieden, ganz pragma-

tisch: Ich kann jetzt noch zehn Jahre länger warten oder es einfach einmal mit Frank versuchen. Und dann habe ich ihm am Telefon gesagt: »Es gibt einen neuen Mann in meinem Leben. Und das bist Du!«

**Frank, wie geht man als Mann mit einem solchen Anruf um?**
*Frank* Ich hatte schon immer vermutet, dass ich so jemand bin, dem die Frau die Ansage machen muss, weil ich das allein nicht geregelt kriege. Ich war immer für alle Frauen der klassische, nette »gute Freund« – »gut zum Schnacken, nix zum Ficken«. Und wenn man die Frauen noch nicht einmal in die Nähe eines Bettes kriegt, wird es auch schwierig, die Jungfräulichkeit zu verlieren. Selbst auf Partys. Entweder ich bin allein aufgewacht oder mit lauter anderen, übriggebliebenen Nerds um mich herum … Von daher habe ich ziemlich schnell Ja gesagt. Diese Chance wollte ich mir natürlich nicht entgehen lassen!

**Du hattest ja sicher auch bestimmte Vorstellungen von Deiner Traumfrau …**
*Frank* Ich hatte tatsächlich ganz andere Vorstellungen und Bilder von Frauen, eher zierlich, schutzbedürftig und zurückhaltend … Das Einzige, was davon tatsächlich geblieben ist, sind Haar- und Augenfarbe.
Dieser Anruf kam, als ich gerade mit meinen Eltern am Bahnhof war, und das war schon ziemlich crazy. Ich weiß nach diesem Satz von Tina »Es gibt einen neuen Mann in meinem Leben und das bist Du!« nichts mehr von dem Gespräch, nur dass ich auf dem Parkplatz hin und her gelaufen bin und mein Vater sich furchtbar aufgeregt hat, weil er pünktlich zum Abendbrot zu Hause sein wollte.
Als ich mir dann vorgestellt habe, mit ihr zusammen zu sein und mit ihr Sex zu haben, dachte ich nur noch: Okay, alles klar, das mache ich! Interessanterweise waren seit diesem Moment die Bilder von den anderen Frauen weg.

**Jetzt bin ich neugierig: Wie war Euer »Erstes Mal«?**
*Frank* Ich hatte tierischen Schiss …
*Tina* Ich auch!!!
*Frank* Wir waren schon zwei Wochen oder so zusammen, Tina war ganz oft bei mir, und es war noch nichts gelaufen, und an einem Samstagabend war mir klar: Heute ist die Nacht der Nächte!
*Tina* Er kam dann irgendwann zu mir rüber, und das Knutschen und Fummeln ging los. Und ich habe im ersten Moment gedacht: Au weia! Was mich dann total erstaunt hat war, dass es sich sehr gut angefühlt hat, körperlich hat es total gepasst bei uns. Das war für mich ein absolutes Schlüsselerlebnis, ich hatte bis

dahin so viele Vorurteile. Mein Credo war immer: Ein Mann muss mindestens so viel sexuelle Erfahrung haben wie ich selbst! Da bin ich wirklich eines Besseren belehrt worden, das hätte ich NIE gedacht ich will den Rest meines Lebens mit Frank verbringen und noch ganz viel ausprobieren und lernen.

**Wie, das hat gleich geklappt bei Euch?**
*Tina* Frank hatte eine unglaubliche Ausdauer, das hat mir sehr gut gefallen. Er war natürlich verunsichert und total angespannt, sodass es ewig lang gedauert hat. Aber ich war sehr zufrieden … Ich hatte noch nie so gute Orgasmen. Und das gleich beim Ersten Mal!

**Frank, wie war das Erste Mal für Dich?**
*Frank* Ich habe es einfach durchgezogen. Ich wusste, diese Frau läuft nicht gleich weg, also lege ich mal los. Wobei ich nicht wirklich wusste, was ich tue. Ich habe mich schon gefragt: Scheiße, wie macht man das jetzt eigentlich? Und dann an die Filme gedacht, die ich gesehen hatte, »Eis am Stiel« zum Beispiel, der Hauptdarsteller sieht ja so ähnlich aus wie ich … Ich habe dann versucht, Tina zu küssen … Sie war ja auch die erste Frau, die ich je geküsst habe …
*Tina* Ich bin auch die erste Frau, die je Dein Auto gefahren ist! Ich habe, glaube ich, alle wichtigen Bereiche in Deinem Leben erobert. *Lacht*.
*Frank* Meine größte Sorge war, bloß nicht zu früh kommen! Dabei war das gar nicht das Problem, im Gegenteil! Ich konnte gar nicht. Ich bin dann einfach bei ihr das ganze Programm durchgegangen, küssen, fummeln, lecken …
*Tina* Fürs erste Mal unfassbar. Das hätte ich ja nie erwartet. Und dass dieser Mann so einfühlsam ist, der Hammer. So etwas weiß man ja nicht, wenn man es nicht ausprobiert. Ich habe dann auch ein wenig die Führung übernommen, sozusagen Einparkhilfe, und alles war gut.
*Frank* Ich habe mich beruhigt und lockergelassen: Das kommt schon noch alles.

**Im wahrsten Sinne des Wortes …**
*Frank* Ich war in den ersten Wochen tatsächlich ziemlich angespannt und sehr im Kopf und konnte gar nicht kommen. Wir haben stundenlang alles ausprobiert. Irgendwann ging's und ich hatte auch Spaß.
*Tina* Für mich war schnell klar: Das Kommenkönnen hat bei Frank mit Entspannung zu tun. Wenn er durch den Job angespannt ist, ist es schwierig, wenn er entspannt ist, geht's. Das Gute für mich ist: Der »kleine Frank« steht immer wie ein Grenadier, egal wo der Große grad gedanklich ist. Ein Griff und alles ist klar!

## Ein Griff?

*Tina* Wenn ich wirklich Lust habe, kann ich mir immer nehmen, was ich will. Der große Frank sagt dann, er will nicht. Der »kleine Frank« zeigt, er will und stellt sich gerade. Dann sage ich zum großen Frank: »Okay, dann leg Dich hin und schlaf, ich mach mit dem Kleinen weiter!« Manchmal muss ich da richtig durchgreifen, und schon oft hat sich mein Mann hinterher bei mir bedankt, dass ich für Entspannung gesorgt habe! Schlafzimmer funktioniert bei uns immer. Wenn Frank frustriert, wütend oder fertig vom Job ist, dann ist er fällig! Ich verfrachte ihn aufs Bett, werfe mich auf ihn und dann wird geknutscht und geknuddelt – und im Idealfall auch Sex gemacht ... Und dann kommt er runter und hat wieder Spaß, das ist wirklich faszinierend.

*Frank* Spannend, in der Tat! Meine größte Angst war immer, dass ich nicht lange genug durchhalten kann. Und dann so etwas! Tina kann immer. Und sie will auch immer ... Und cool ist, sie hat die Geduld mit mir, denn unter einer Dreiviertelstunde geht eigentlich nichts.

## Ihr seid echt ziemlich ehrlich ...

*Tina* Ja, natürlich! Wenn man beim Sex nicht ehrlich ist, wie soll man eine gute Beziehung haben? Und Männer ticken halt wirklich anders als Frauen, das muss man ja erstmal herausfinden, was den anderen wirklich glücklich macht. Nimm mal das Thema Selbstbefriedigung. Wir Frauen machen das an einem schönen Ort, im Bett, vielleicht mit Musik, es ist warm, wir nehmen uns Zeit. Also ich könnte das nie auf einem kalten Klo machen ...

*Frank* Das ist bei uns Männern halt einfach Druck ablassen und dann ist wirklich egal wo. Dann geht es auch schnell.

## Tina, Du redest gelegentlich mit »ihm«. Was sagst Du ihm denn?

*Tina* Für mich ist der Mann an sich ja meistens der Verstandes- und Kopftyp und der Schwanz ist das Lustvolle, der will ja was ganz anderes als der Kopf. Und manchmal bespreche ich mich dann mit dem. Ich halte ihn in der Hand und frage ihn, was er denn will, und dann redet der mit mir. Ich finde, man muss sich Verbündete suchen. Und der versteht mich immer. Frank liegt dann meistens da und denkt sich: »Die Alte hat 'nen Knall!«, aber irgendwie findet er es auch lustig. Und er hat schon immer befürchtet, dass das irgendwann einmal in die Öffentlichkeit gelangt, was wir da treiben ... Meine Idee war echt schon einmal, ein kleines Mützchen zu stricken und eine richtige Figur daraus zu machen, mit der ich mich dann unterhalten kann ...

*Frank* Auf so ein Zeug kommt meine Frau beim Sex …

*Tina* Klar, das ist ganz einfach: Ich hole mir moralische Unterstützung von dem, der auch will!

**Auf so eine abgefahrene Idee ist ja bisher noch niemand gekommen, mit dem ich je über dieses Thema gesprochen habe …**

*Tina* Ach, die erzählen das nur nicht …

*Frank* Auf diese Weise verarbeiten wir auch unsere Probleme oder Ereignisse des Tages, das funktioniert super.

**Was war denn der aufregendste Moment in Eurer Beziehung?**

*Tina* Wir sind mal eine längere Strecke im Auto gefahren und hatten eine Mitfahrerin hinten sitzen. Ein paar Tage vorher hatten wir ein intensives Gespräch mit einem Sex-Coach, und da war ich einfach neugierig, etwas auszuprobieren. Ich bin gefahren, mit der linken Hand am Steuer. Und wir haben ja ein Automatik-Auto, da hatte ich die rechte Hand frei … Das war so ein Moment zwischen verboten und einfach machen … die Mitfahrerin hat hinten geschlafen.

*Frank* Das hoffen wir zumindest …

*Tina* Was ich ja wirklich interessant finde: Die Männer haben in einem solchen Moment so wenig Blut im Kopf, dass sie gar nichts mehr schnallen. Frank hat das völlig vergessen, dass noch jemand mit dabei war.

**Und was war der schlimmste Moment?**

*Tina* In dem Moment, als es zum ersten Mal wirklich ernst wurde, habe ich Panik gekriegt. Als Frank an diesem Samstag sagte: »So, wir haben heute Abend Sex!«, da wollte ich wirklich weglaufen. Das Interessante war, das war ja nur mein Verstand. Als wir es dann getan haben, habe ich mich total wohlgefühlt. Das war noch ziemlich lange so, dass sich mein Verstand gewehrt und gezetert hat, und sobald ich in Franks Armen lag, war alles gut, und ich habe eine unglaubliche und angenehme Nähe gespürt. Und den Sex, den habe ich ihm dann Stück für Stück beigebracht.

**Kann man Männern wirklich Sex beibringen?**

*Tina* Sowieso! Du kannst ihnen alles beibringen, Küssen, Anfassen, was auch immer Du willst. Ich habe das schon früher mit meinen Männern so gemacht, ich hatte immer Freundinnen, die haben gesagt, der kann nicht küssen, und haben sich dann getrennt. Ich glaube mittlerweile, dass alles geht. Die Frage ist, wie wir das machen. Männer brauchen viel Anerkennung für Fortschritte. Und natürlich müssen wir erstmal wissen, was wir selbst wollen. Wenn jeder schon immer alles könnte, gäbe es ja nichts mehr zu entdecken. Ich will noch viele Jahre mit Frank zusammen sein und noch ganz viel ausprobieren und lernen.

**Ihr seid dann ja auch ziemlich schnell zusammengezogen in eine neue Wohnung. Es gibt die legendäre Geschichte über Euren Umzug und Franks geheime Kiste unter dem Bett …**
*Tina* Ja, die Kiste war genial, damit hatten wir beide unheimlich viel Spaß. Vor allem mit der Gummi-Muschi.
*Frank* Die war so geformt wie eine echte und sollte sich laut Werbetext auch genauso anfühlen.

**Und, hat sie sich so angefühlt?**
*Frank* Ich sage mal so, die kam der echten schon ziemlich nahe …
*Tina* *Lacht*. War nur nicht so warm …
*Frank* Deshalb sollte man sie ja, laut Anleitung, vorher in warmes Wasser eintauchen! Ich hatte sowas in zwei Versionen, eine mit zwei Eingängen, und eine andere, die aussieht wie eine Taschenlampe.

**Jetzt muss ich lachen! Von dem Ding erzählt Aksana in ihrem Interview auch .**
*Frank* Die ist echt ziemlich cool. Ich habe mir die damals direkt in den USA bestellt!

**Tina, Du hast ja in Deinem Leben schon viele Erfahrungen gesammelt. Mit Männern, mit Frauen, mit Deiner Elektrozahnbürste …**
*Tina* Kein Witz, früher wollte ich ja bei Oral-B arbeiten.
Die müssten nur mal einen anderen Aufsatz machen. Ich hab da schon einige wilde Dinge gemacht. Ich hatte damals zu meiner Außendienstzeit immer meinen Kulturbeutel und eine Packung Kondome auf dem Beifahrersitz, und wenn ich beim Fahren Lust bekam, na ja…. Ich habe dann immer nur überlegt, was ist mit dem Lkw-Fahrer, sieht der das jetzt oder nicht?
*Frank* Jetzt ist mir klar, wie diese Frau auf die Idee kommt, mir beim Fahren einen runterzuholen …
*Tina* Ich glaube, ich bin da wirklich ziemlich unbefangen, ich hab halt einfach Spaß mit Sex, das war schon immer so. Und ich hatte Gott sei Dank sehr offenen Erfahrungsaustausch mit vielen Frauen in meinem Umfeld. Ich hatte auch nie Angst vor fremden Männern, manchmal waren es auch zwei, oft sehr spontan,

das war alles kein Problem. Auch mit Frauen habe ich einiges ausprobiert. Ich war mal eines Abend mit einer Bekannten in der Düsseldorfer Altstadt unterwegs, wir waren auf Männerfang, und keine adäquate Beute war in Sicht, da hab ich irgendwann gesagt: »Warum auf einen Typen warten, ich find Dich auch sehr attraktiv, also lass uns nach Hause gehen!«

**Und die ist mitgegangen??**
*Tina* Ja klar, warum auch nicht. Ich hatte auch eine Bekannte im Studium, die war lesbisch, mit der habe ich einmal zusammen bei ihrem schwulen Onkel übernachtet, und irgendwann in der Nacht habe ich zu ihr gesagt: »Sag mal bin ich eigentlich so unattraktiv, dass Du's nicht mal ausprobieren willst bei mir?« Sie hat es dann ausprobiert. Einige Jahre später war ich auf ihrer Hochzeit eingeladen.

**Du hattest früher ein ganz besonderes System, die Männer »einzuteilen« ...**
*Tina* Oh ja, sogar mehrere. Das fing mit dem Kalender an, da habe ich immer die Männer eingetragen, mit denen ich geknutscht und mit denen ich Sex hatte. Das war die Phase nach meiner ersten langen Beziehung. Und mit einer Freundin habe ich mich über die Penisgrößen und Formen ausgetauscht. Wir waren ziemlich fies, das gebe ich zu, wir haben das dann mit Würsten verglichen, Thüringer, Mettwurst, Bockwurst ... und danach wurden die Männer bewertet. Wir haben uns dann nach Jahren wieder getroffen und eine Liste gemacht, wir wollten wissen, ob wir das noch zusammenkriegen, wer das alles war ... Wir wussten manchmal nicht mehr den Namen des Mannes, aber noch die Wurstsorte.

**Eure Hochzeit wurde von RTL gefilmt, die war ja extrem kurzfristig anberaumt.**
*Frank* Also, ich wurde Ende Februar von Tina instruiert: Übrigens, in zwei Wochen heiraten wir. Und in einer Stunde lernst Du unsere Hochzeitsplanerin kennen!
*Tina* Na, ganz so schlimm war es nicht. Den romantischen Teil hatten wir ja vorher schon. Eigentlich wollten wir im Sommer heiraten. Über eine Freundin haben wir dann eine Hochzeitsplanerin kennen gelernt, die sollte von RTL gefilmt werden und ihr ist das Hochzeitspaar abhanden gekommen. Und da sind wir eingesprungen! Wir haben gedacht: Es gibt kein anderes bekloppptes Paar, das innerhalb von zwei Wochen heiratet, noch dazu an einem Montag. Aber der Termin war eigentlich super: Es war Frank sehr wichtig, dass er sich den merken kann, und es war der 12.3.12. Das entsprach seinen Kriterien. Für mich war besonders wichtig: Eltern und Trauzeugen haben Zeit, und dann war es innerhalb von zwei Tagen klar.

## Frank, was ist Dein wichtigster Sextipp?

*Frank* Versuche, den Moment zu genießen, den Kopf und die Bilder darin abzuschalten. Ich merke immer, wenn's »da unten nicht werkelt«, liegt das Problem drei Etagen höher. Tina schafft es Gott sei Dank in vielen Dingen, mich zu meinem Glück zu zwingen, sie fällt dann über mich her und das tut wirklich gut! *Grinst*. Meistens schafft sie es, dass ich mich entspanne.

*Tina* Sex ist halt unser Sport, und wir sind dann ja auch gut und gerne mal zwei Stunden beschäftigt. Und ich liebe es, beim Sex zu rufen: »Erste!!!«

## Und was ist Dein Tipp, Tina?

*Tina* Am besten nicht darauf hören, was Mann sagt. Sondern lieber den Ausdruck in seinem Gesicht anschauen. Wenn mein Mann »Nein« sagt, meint er noch lange nicht Nein. Und mein Tipp für Single-Frauen: Lasst Euch mal auf einen Menschen ein! Wir haben so viele Vorurteile und geben vielen potenziellen Partnern gar keine Chance. Es gibt viel zu viele Single-Frauen da draußen, die auf Mr. Right warten und keine Ahnung haben, dass so ein wundervoller Mann direkt neben ihnen steht. Frank und ich sind sehr froh, dass es in unserem Leben wirklich wohlwollende Menschen gab, die uns zusammengeführt haben. Wir beide haben so viele Gemeinsamkeiten, wir lieben Spaß und Genuss, lachen für unser Leben gern, Frank ist ein richtiger Lustmolch, und das ist für mich perfekt. Ich habe mir schon immer gewünscht, jeden Tag mit Sex aufzuwachen …

## Warum ist Humor in einer Beziehung so wichtig?

*Tina* Ich glaube, wenn man alles, was beim Sex passiert, ernst nimmt, das ist der schlimmste Lustkiller überhaupt. Wir können über alles lachen, auch wenn's mal nicht klappt. Lachen, das aus dem Herzen kommt, verbindet wie kaum etwas anderes. Und wir provozieren auch gern mal ein wenig. Wir waren gestern auf einer Party, und um halb eins haben wir uns verabschiedet. Und ich habe gesagt: »Leute, wir gehen heim, ich will meinen Mann noch vögeln!«

*Frank* Und ich hab nur gegrinst und gesagt: »Na, neidisch Jungs??«

## Vielen Dank für dieses lustig-lustvolle Interview!

# GESUNDGEVÖGELT. Angekommen.
# Jetzt geht's erst richtig los!

*»Ich finde, Sex ist eine schöne Sache zwischen zwei Menschen. Zwischen fünf – fantastisch!«* Woody Allen

**Grünwald, August 2012.** Es ist heiß. Richtig heiß. Endlich Sommer! Ich sitze auf dem Balkon und genieße die Stille. Viele sind im Urlaub, nur ein Hund in der Nachbarschaft bellt ab und zu, und der Wind streicht leise durch die Bäume. Mein Bauch wird dicker, 6. Monat. Es ist ja mittlerweile bekannt, dass Menschen schon vor der Geburt viel lernen und mitkriegen, und da mein Leben ziemlich abwechslungsreich ist, bekommt mein »Mitbewohner« schon sehr viele Impulse. Gestern hat der kleine Mensch in meinem Bauch eine ganz neue Erfahrung gemacht: Trancemusik und Glückshormone. Ich war mit meinem Partner auf einer der genialsten Fetischpartys, die ich je in meinem Leben besucht habe: SubRosaDictum – der geheime Garten. Location: eine Gewächshaus- und Gartenanlage. Stimmung: unglaublich. Eine laue Sommernacht (was in München ja nun wirklich eher selten ist), Menschen in den verrücktesten Outfits, Pranger, Käfige und Andreaskreuze neben Palmen und Efeuranken, Paare, die verzückt in ein Spiel vertieft sind und andere, die neugierig zuschauen, zwischendrin das eine oder andere Plätzchen wo Zärtlichkeiten ausgetauscht werden. Geil!

Als Schwangere ist man sogar auf solchen Partys noch mal etwas ganz Besonderes. Ich habe mir extra ein neues Latexkleid gekauft, in das der Bauch noch reinpasst. Die silbernen Plateaustiefel musste ich allerdings bald wechseln, und aus Rücksicht auf meinen »Mitbewohner« habe ich mich nicht lange in der lauten Musik aufgehalten. Der kann ja jetzt schon alles hören. Ich werde ihm schon bald auch einmal Mozart vorspielen. Doch diese Stunde Trance-Tanzen zwischen den Palmen musste sein. Da sprudeln die Glückshormone nur so, und viele meiner Bekannten dort haben mir zärtlich über den Bauch gestreichelt. Und mir ist erneut klar geworden. DAS HIER IST MEIN DING. Ich bin angekommen. Es reicht schon, einfach nur dabei zu sein, mittendrin, sich nicht sattsehen zu können an diesen schrill gekleideten Menschen, die sich hier so zeigen, wie sie sonst wahrscheinlich niemand sieht. Sklave, Herrin, Dämon, Pony, Schlampe, Dragqueen, Gladiator. Der Verstand ist still an solchen Abenden, die Alltagsprobleme werden mit der Alltagskleidung an der Garderobe abgegeben. Ich freue mich auf alles, was noch kommt, und mein Partner auch. Es gibt noch so viel zu entdecken. Eigentlich habe ich ja gerade erst angefangen ...

**Was passiert eigentlich, wenn man »seinen Sex« gefunden hat?**
Eine gute Frage. Vielleicht beginnt man, diese fantastische Erfahrung mit anderen Menschen teilen zu wollen. Deshalb schreibe ich dieses Buch. Wieviele Menschen torkeln mit lauter unerfüllten Träumen durchs Leben, denken immer nur in Kategorien von »Ich würde, hätte, wünsche, möchte irgendwann mal eigentlich ...«

Angenommen, Du hast noch ein Jahr zu leben. Würdest Du dann mehr wagen, Dich mehr trauen, mehr ausprobieren, intensiver leben? Dich nicht mehr dauernd und überall zurückhalten, weil „man" es von Dir erwartet? Es geht noch so viel mehr im Leben, Leute, das könnt ihr Euch nicht vorstellen! Im Bereich von Sexualität frei zu werden, ist das größte Geschenk, das ein Mensch sich selbst machen kann. Zu erforschen, was Dich glücklich macht, macht Dich auch gesund. Seelisch gesund. Es geht nicht nur darum, das Sperma als gute Zinkquelle dient, wenn man es regelmäßig zu sich nimmt. Es geht um mehr, um Lebendigkeit. Menschen doktern an allen Ecken an ihrer Gesundheit herum, an ihrem Gewicht, machen Diäten, machen eine Therapie nach der anderen und sehen nicht, dass die einfachste Lösung direkt vor ihnen liegt: Lebe das, was in Dir steckt. Alles! Hol Deine dunkle Seite ans Licht und hab Spaß damit!

Sicher denkt der eine oder andere jetzt »Na toll, die hat gut reden, die hat keine Familie, kann tun und lassen was sie will. Bei mir ist das ganz anders, bei mir geht das alles nicht!« Oder Du beschwerst Dich, dass Du keinen Partner hast und Sex bei Dir ja sowieso nicht geht. Menschen, die nicht erfolgreich sind, egal in welchem Bereich, suchen nach Gründen. Menschen, die erfolgreich sind, suchen nach Lösungen. Ich habe mein Leben so kreiert wie es für mich passt und einen Partner gewählt, der mich genauso nimmt wie ich nun mal bin. Und zwar so, wie ich WIRKLICH bin. Es ist nicht eine Frage des Könnens, sondern des Wollens. Und eine Frage der Neugier. Ich bin einfach nur meiner Neugier und meinem Spaß gefolgt, und das kannst Du auch. Klar, das könnte Konsequenzen haben. Denn ja: wenn Du Dein Sexleben ändern willst, betrifft das zwangsläufig auch Deinen Partner! Und ja: Du wirst einige Menschen aus Deinem Umfeld vor den Kopf stoßen und verschrecken. Wenn Du das nicht willst, lass alles wie es ist.

**Und wenn Du neugierig bist, fang an zu forschen. Es lohnt sich ...**

# Über die Autorin

Hier sprüht die Energie! Susanne Wendel gilt als Deutschlands spritzigste Gesundheitsexpertin. Ihre Vorträge, Workshops und Bücher sprühen vor Charme, Witz und Kompetenz. Die diplomierte Oecotrophologin und Erfolgsautorin hält seit 2001 Vorträge und leitet Workshops zu Gesundheits- und Kommunikationsthemen für namhafte Firmen und im Rahmen verschiedenster Events.

Ihr aktuelles Thema ist «work-life-fun-balance». Susanne Wendel organisiert selbst Veranstaltungen im Gesundheitsbereich.

Sie absolvierte eine internationale mehrjährige Leadership- und Coaching-Ausbildung und gründete female e.V., ein Netzwerk für selbstständige Frauen und Unternehmerinnen im Gesundheitswesen.

Von der gesunden Ernährung zum Sex – für Susanne Wendel ein logischer Schritt: »Beides hat viel mit Gesundheit zu tun und in beiden Bereichen habe ich viel geforscht, und beides macht mir sehr viel Spaß. Ernährung war lange mein Kernthema – jetzt ist der Sex mal dran!«

Susanne gründete im Sommer 2012 zusammen mit ihrem Lebenspartner die Health & Fun GmbH, die ihre Bücher und Vorträge vermarktet und ab 2013 bundesweite Lesungen, Vortragsevents und Seminare organisiert.

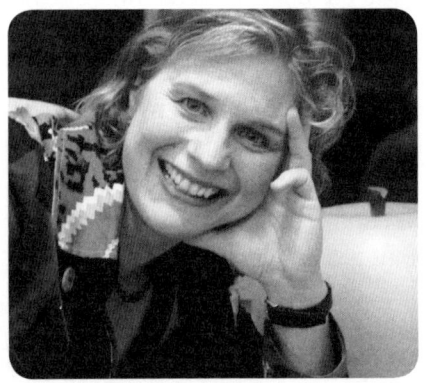

**Weitere Infos zum Buch und zur Lesereise:**
*www.gesundgevoegelt.de*

**Weitere Infos zur Autorin:**
*www.susannewendel.de*

**Mailkontakt:**
**office@susannewendel.de**

# Danksagung

Viele Menschen (darunter natürlich viele Männer ... ) haben mich im Laufe der letzten Jahre inspiriert und allen möchte ich meinen tiefen Dank aussprechen. Wahrscheinlich wissen sie gar nicht, welch wichtigen Beitrag sie in meinem Leben geleistet haben. Ich freue mich über jeden, der sich beim Lesen dieses Buches vielleicht schmunzelnd erinnert ...

Besonders danken möchte ich meiner Mentorin Sonja Becker, Pionierin des 21. Jahrhunderts, die nicht lockergelassen hat, dass ich mich meinem Thema und Traum im Leben stelle. Ohne Sonja würde es dieses Buch nicht geben, denn ich hätte mich gar nicht getraut, das alles aufzuschreiben ... Obwohl ich die Dinge genauso sehe und wahrnehme und eigentlich nur meine eigene Wahrheit offenbare, musste ich selbst erst viele Ängste, Vorurteile und Illusionen loswerden. Und dafür brauchte ich Menschen, die an mich geglaubt und mich ernst genommen haben. Sonja Becker hat mich ermutigt, meiner eigenen Neugierde zu folgen und mich immer mehr davon führen zu lassen. Sie ermutigt Menschen seit vielen Jahren, sich selbst und die eigenen Talente und Wünsche tiefer anzuschauen und zu verstehen. Was ich persönlich seit 2006 im Laufe der High-Performance-Leadership-Ausbildung immer mutiger getan habe. Durch Sonja und ihr Team kamen Power und Rückenwind in mein Leben! Danke an dieser Stelle auch an Irene Xander, die für mich ein großes Vorbild für Freiheit, Leadership und Business ist. Menschen, die ihren individuellen Weg gehen, erfahren echte Freiheit und wahre Liebe. Das stimmt! Ich warte nicht mehr auf irgendjemanden oder irgendetwas, der oder das mir erlaubt, zu tun und zu lassen, was ich will. Indem ICH alles lebe, was in mir steckt, kann ich andere inspirieren, sich auch zu trauen, wirkliche Freiheit, Sinnlichkeit und Liebe zu leben!

Herzlich danken möchte ich auch meinem »GoodAngel « und Coach Andrea Sachtleben, die immer wieder meine Muse, aber auch meine ganz persönliche »In-den-Hintern-Treterin« war und ist. Es ist fantastisch zu wissen, dass es einen Menschen gibt, der an einen glaubt, der ehrlich ist und einem auch die unangenehmen Wahrheiten sagt, und der trotzdem immer ein offenes Herz hat.

Schließlich möchte ich ganz besonders meinem Partner, Office-Manager, Bodyguard und Verlobten Frank-Thomas Heidrich danken, der mir in allen Dingen den Rücken freihält, und der es zulassen kann, dass seine Frau ein so persönliches Buch schreibt ...

# Quellenverzeichnis und weiterführende Literatur

**Ballier,** Dr. Roland und **Wendel,** Susanne: Lebst Du noch oder stirbst Du schon? Südwest Verlag: München, 2009

**Becker,** Sonja: Die Chefin – Der Weg zur eigenen Existenz. Sokrates Verlag: München, 2008

**Becker,** Sonja und **Sage,** Martin: Coaching – Erfolg im 21. Jahrhundert. Sokrates Verlag: München, 2010

**Bontempelli,** Bruno: Die Berührung. BLT Verlag: Köln, 2007

**Brauns,** Axel: Buntschatten und Fledermäuse. Goldmann Verlag: München, 2004

**Brown,** Douglas: 100 Tage Sex. Wie ein Ehepaar sein Liebesleben wieder in Schwung brachte. Heyne Verlag: München, 2009

**Coler,** Ricardo: Das Paradies ist weiblich. Aufbau Verlag: Berlin, 2011

**Covey,** Stephen: Die 7 Wege zur Effektivität. Prinzipien für persönlichen und beruflichen Erfolg. Gabal Verlag: Offenbach, 2005

**Deunan,** Sabine und Wolf: Ein bisschen härter ist viel besser. Schwarzkopf & Schwarzkopf Verlag: Berlin, 2008

**Dodson,** Betty: Sex for one: Die Lust am eigenen Körper. Goldmann Verlag: München, 2000

**Förster,** Angelika: Glücktankstellen. Heyne Verlag: München, 2012

**Gaddam,** Sai und **Ogas,** Ogi: Klick!mich!An! Der große Online-Sex-Report. Blanvalet Verlag: München, 2012.

**Grillparzer,** M. und **Wendel,** Susanne: Der Feelgood-Faktor, Südwest Verlag: München, 2011

**Grimme,** Matthias: Das SM-Handbuch. Charon Verlag: Hamburg, 2010

**Haeberle,** Erwin J. dtv-Atlas Sexualität. DTV: München, 2005

**Heyne,** Felicitas: Fremdenverkehr – Warum wir so viel über Sex reden und trotzdem keinen mehr haben. Goldmann Verlag: München, 2012

**Hüther,** Prof. Gerald: Bedienungsanleitung für ein menschliches Gehirn. Vandenhoeck & Ruprecht: Göttingen, 2010

**Hüther,** Prof. Gerald: Was wir sind und was wir sein könnten. Fischer Verlag: Frankfurt a. Main, 2012

**Hüther,** Prof. Gerald: Männer – das schwache Geschlecht und sein Gehirn. Vandenhoeck & Ruprecht: Göttingen, 2009

**James,** E. L.: Shades of Grey. Geheimes Verlangen. Goldmann Verlag: München, 2012

**Krafft-Ebing,** Richard von und **Chaddock,** Charles Gilbert: Psychopathia Sexualis. F.A. Davis Company: 1894

**Langhorst,** Tomas und **Becker,** Klaus-Jürgen: Tantra Massage. Das Basiswerk. Hans-Nietsch Verlag: Emmendingen, 2012

**Ludwig,** Bernhard: Anleitung zur sexuellen Unzufriedenheit. Hoanzl: Wien, 2002

**Passig,** Kathrin und **Strübel,** Ira: Die Wahl der Qual. Rowohlt Verlag: Hamburg, 2006

**Schievenhöfel,** Wulf: Berühren und Berührt werden. Vortrag im Rahmen der Lindauer Therapiewochen 2006.

**Schmidt,** Claus-Eckart: Nackte Frauen sind gut fürs Gehirn. Heyne Verlag: München, November 2009

**Sommer,** Volker: Von Menschen und anderen Tieren. Essays zur Evolutionsbiologie. Hirzel Verlag: Stuttgart, 1999

**Staniczek,** A.; **Schmid,** U.; **Mika,** T.: SEX – Motor der Evolution: Staatliches Museum für Naturkunde: Stuttgart, 2012

**Stein,** Ingo und **Zangl,** Erwin: Unglaubliches Sex-Wissen. MVG Verlag: München, 2011

**Sundahl,** Deborah: Die weibliche Ejakulation. Nietsch Verlag: Emmendingen, 2006

**Tomasek-Sage,** Claire-Engel: Hallo Tarzan! Rowohlt Verlag: Hamburg, 2009

**Tüllmann,** Adolf: Das Liebesleben der Naturvölker. Günther Verlag: Stuttgart, 1960

**Uhse,** Beate: Ich will Freiheit für die Liebe. Ullstein Verlag: München, 2001

# Filmempfehlungen

24/7 The Passion of life (2006)

Shortbus (2007)

Eyes Wide Shut (2009)

Beate Uhse – Der Film (2011)

In guten Händen (2011)

Eine dunkle Begierde (2012)

# Links

BVSM – Bundesvereinigung Sadomasochismus e.V.: *www.bvsm.de*

SMIGO – BDSM in München: *www.smigo.de*

Joyclub – Internet-Erotik-Spaß-Portal: *www.joyclub.de*

Putzpimmel: *www.putzpimmel.de*

YES Gleitgel: *www.cfaces.de*

Aksana Rasch, Knisterdialoge: *www.knisterdialoge.de*

Pamela Behnke, Zinnoberschule: *www.zinnoberschule.de*

Tina und Frank Seibel, Beziehungscoaches: *www.happyheartsexpress.com*

Wailea GmbH, Leadership- und High-Performance-Training: *www.wailea.de*

LES DO IT! Events für Lesben & Friends: *www.les-do-it.de*

you do: coaching & entertaining Andrea Sachtleben: *www.you-do-online.de*

# Knisterdialoge

**Sie wünschen sich mehr Leichtigkeit im Umgang mit Sexualität?**
**Sie wollen, dass es in Ihrer Partnerschaft wieder knistert?**

»*Knisterdialoge*« bringt das Knistern in die Partnerschaft zurück. Einen Abend der Extraklasse mit erotischem Spielzeug auf gehobenem Niveau erleben Sie - Damen, Gentlemen und Paare – in den Knisterdialogen zum Thema Sexualität.

Ich lade Sie herzlich ein, herauszufinden, was Ihre Beziehung zum Knistern bringt! Live-Veranstaltungen in Chemnitz und Dresden.
Weitere Städte gerne auf Anfrage.

*Aksana Rasch*

**Aksana Rasch**

*www.knisterdialoge.de*
*Mobil +49 (0)162-47 66 728*

Sie haben Gefallen an den Knisterdialogen gefunden? Sie finden das Thema Beziehungen, Lust und Liebe in der Partnerschaft spannend und interessieren sich für die Gründung eines Franchise-Unternehmens? Dann schreiben Sie mir.
**start@knisterdialoge.de**

Meine besondere Empfehlung für Dresden:
Das Massagestudio Sinnes-art *www.sinnes-art.de*

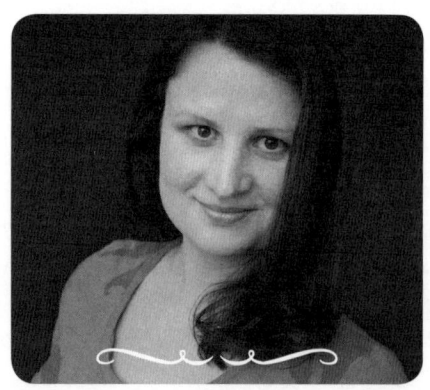

# Zinnoberschule – Die besondere »Liebesschule«

**Ausbildung für tantrische Massagen**
**Seminare & Paarworkshops**
**Sexualberatung und Sexualtherapie**

Die Zinnoberschule ist ein Ausbildungsinstitut für Tantra-Massage,
wir arbeiten nach den Kriterien des Tantra-Massage-Verbandes e.V. & von
Sexological Bodywork

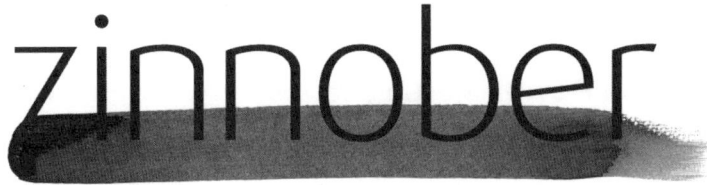

**Kontakt:**
Pamela Behnke
*Tel. +49 (0)321-213 787 79*
*Mobil:+49 (0)163-69 11 576*
**info@Tantramassageschule-Muenchen.de** oder **info@taste-of-tantra.de**
*www.zinnoberschule.de*

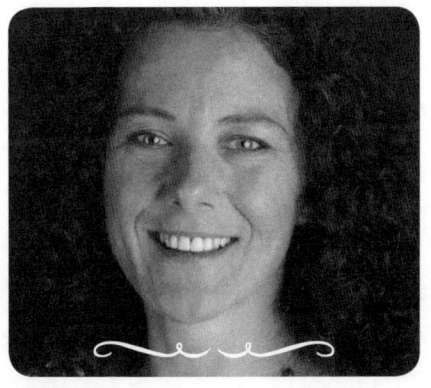

# YES® Gleitgele ...
## change your world from the inside

**IHRE** VORTEILE

☐ **organisch** zertifizierte **HighTech-Gleitgele** mit dualer Funktion

☐ kombinieren die **Wirkung & Vorteile** eines hochwirksamen Gleitgels mit der Sicherheit eines zertifiziert organischen und **schadstofffreien Feuchtigkeitsproduktes**

☐ **bio-adhäsiv** und **aktive, umgehende Durchfeuchtung** sowie **nachhaltige Revitalisierung** trockener vaginaler Schleimhäute (u. a. speziell bei Lubrikationsinsuffizienz)

☐ **100 % organisch,** ohne Glycerine / Silikone: **nachhaltige, gesunde Lösung für Jederfrau & -mann,** optimaler Schutz der Schleimhäute

☐ Wasser basiert – **Latex kompatibel** / Öl basiert – **Silikon kompatibel**

**Ihr sensibler Intimbereich bleibt völlig frei von ...**
... giftigen, krebserregenden, synthetischen & chemischen Substanzen!

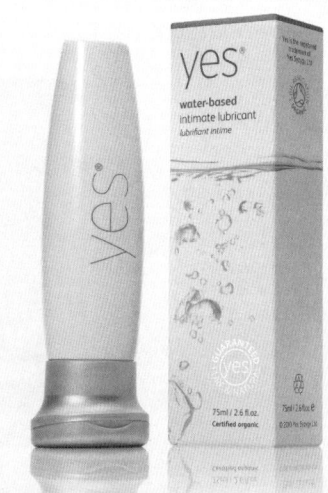

**KEINE**  bekannten Nebenwirkungen oder Kontraindikationen

**SICHER**  bei Östrogen Rezeptor positivem Krebs / ER+

**VEGAN**  fähig/ freigegeben von der Vegetarian Society / UK

**zertifiziert**  von der SoilAssociation / UK

©C FACES LUXURY ORGANICS
F +49 (0) 40 – 866 293 47
yes@cfaces.de – www-cfaces.de